ドイツ人研究者が明らか
健全の秘密は　日本の叡智にあり

目覚めよ、日本人！

名誉教授　マンフレッド・クラメス

製紙に使う木は貴重な原料です。
環境のため、この本には
カバーと帯がついていません。

日本の読者の皆様へ

私はドイツの心理療法士・心理カウンセラー連盟協会会長のヴァイスハウプトです。クラメス教授とは12年以上前から親交があり、私たちの雑誌への彼の記事は、東洋医学や自然医療の深い理解に大きく貢献しています。

日本といえば、そうした代替医療の国だと信じていたので、本書を読んで衝撃を受けました。日本人の多くが代替医療を知らず、ドラッグストアで販売されている製薬のほとんどが化学薬品だとは……。一方、ドイツでは異なります。代替医療は国民にとっての一般知識となっており、多くの医者が提供しています。私のように心の病に用いる医者も増えています。

今、世界中でメンタルヘルスの悪化が問題になっていますが、それは日本もドイツも同じでしょう。そして、症状だけを診て薬剤を処方するやり方では回復しないことも、医者なら誰もが経験しているはずです。

しかし、原因の根本はどこにあるのか？　ストレスといっても、ストレスはどのように私たちの体に影響を与え、どうすればストレスを減らして、弱った心身を回復させられるのか。どれも目に見えないことですから、明快な理論も答えも見つかりませんでした。

しかしクラメス教授は、私たちの細胞の記憶にまでさかのぼって、その答えを提示しています。その意見に私も同意します。通常、私たちは細胞の記憶を意識することはありませんが、それに反する生き方をしていると、細胞はいろいろな形でメッセージを送ってきます。そのひとつがストレスの発生であり、それによってメンタルや免疫システムが弱まるのです。

私たちが人生で、真の幸福と健康を見つけるには、自分自身の「本質」を知ることが非常に重要です。なぜ、その仕事を選び、今の環境に身を置いて生きているのか。それは、自分の本質に従っているのか――。ドイツと日本はどちらも敗戦国ですから、本質に沿った生き方を見つけるためには、アメリカが私たちの生活様式や考え方、伝統的な価値観に与えている影響を認識する必要があります。

ドイツ語に「Beruf（ベルーフ）」という言葉があります。これを英語や日本語に訳すのは難しい。日本語の翻訳では「職業」となりますが、「Beruf」の「Ruf」には「呼びかけ」「招待」「評判」という意味言葉があります。そして「Berufung

（天職、使命、才能）」という言葉も「Beruf」から作られています。
つまり「ベルーフ」＝職業とは、本来私たちがするべき仕事（＝天職）のことです。それは自分の才能や運命を無視して、高収入の仕事を選ぶことではありません。私はよくこう言います。人は自分の「ベルーフ」を見つけたら、もう働く必要はありません、と。

なぜなら、あなたが宇宙からの呼びかけに従って、人生における本当の「使命」を理解すれば、「仕事」は存在しなくなるからです。あなたは自分のやっていることが楽しくなり、満足し、お金も入ってきます。そうした人生の道を見つけるには、学問的な知識よりも、優れた直感（第六感）が役立ちます。

クラメス教授の著書のいくつかはベストセラーになっており、ドイツでは専門家だけでなく一般人の間でも人気となっています。この本が、日本の皆様のアイデンティティと人生の「ベルーフ」を見つける一助となることを心から願っています。

ドイツから心を込めて
W・ヴァイスハウプト

Contents

目覚めよ、日本人！

第2章　日本人の第六感

第3章　日本の実情

Contents

第5章　海外の意見

第1章

細胞の秘密

1　3つの物語

まず、実におもしろい話から始めましょう。この驚くべき実話は、あなたの医学の常識をひっくり返すかもしれません。すべて本当に起きたことで、フィクションではありません。

① フライドチキン嫌いになった男

心不全を患っていたニューヨーク出身の男性ポール・リバーさん（54歳）は、この日を長い間待ち望んでいました。健康な心臓を持つドナーが、やっと見つかったのです。彼を担当した外科医は移植に精通していたため、手術は問題なく成功しました。

しかし2ヵ月後、ポール自身の中で異変が起こりました。以前とは違った何かを感じるようになったのです。前は衝動的、もしくは感情的になることがよくあったのに、それをコントロールできるようになりました。他にも、それまで大好きだったテレビでのサッカー観戦の代わりに、空手やカンフー映画を楽しみ始めました。

そして、かつて大好物だったフライドチキンは、健康食品へと変わったのです。

不思議に思った彼の家族が調べたところ、新しい心臓のドナーは格闘技のチャンピオンで、健康的なライフスタイルを持っていたと知りました。その人は交通事故で亡くなったということです。

ドイツの医学雑誌で、私はこの症例と、他の数十件の似たような症例を読みました。医療専門家たちは、心臓移植患者がドナーに会うことがないにも関わらず、ドナーの好き嫌いや趣味、習慣を引き継いでいると結論づけていました。

② ここは故郷みたい

約12年前、ドイツのハイデルベルクで出会ったのが、アメリカのテキサス州から来た二人の観光客でした。彼らはともに60歳を超えた夫婦で、ヨーロッパへの旅行は初めてだと言い、まるで宝くじでも当たったかのように笑って、驚くほど上機嫌でした。

そこで一緒にビアガーデンに入って、ご主人に、なぜそんなに機嫌がいいのかと尋ねると、私はとても興味深い話を聞くことになりました。

彼は旅行に来るまで、ドイツに対して否定的なイメージを持っていたそうです。

それは、戦争映画で悪いドイツ兵をよく観たし、お隣さんから、そんな危ない国に行かないほうがいいと警告されたからだと。

しかし、ドイツの古典音楽や民族音楽が好きだった彼は、もっと早くこの国を訪れなかったことを後悔していると言いました。３日前に訪れたクラシック音楽のコンサートで、とても感動し、天国にいるような気分になった（そう言いながら、彼は感情的になり、涙をこらえようとしていました）。同じくドイツが大好きになった奥さんもうなずきました。昨日、レストランでドイツの家庭料理を食べたとき、余りにも美味しかった。まるで、夫の表情が突然若返ったようだったと嬉しそうに語りました。

彼が「私の祖母はそんな料理をよく作っていた」と付け加えたので、「ということは、あなたの祖先はドイツ人ですか？」と尋ねました。「はい、私の祖母はドイツ生まれです」。彼は答えました。「私が幼い頃、祖母はよくドイツの家庭料理を作ってくれました。あの頃、私はとても幸せでした」。そして「故郷に戻ったような気がするので、予定より長く滞在することにしました」と懐かしむような表情で言いました。

③ スリランカのある女の子

あるドイツのドキュメンタリー番組で、ロヒニというスリランカの少女のことを観ました。彼女は１９７０年頃にスリランカの田舎で育った、ごく普通の少女でした。水に対する異常な恐怖心を除けば…。

彼女は川や湖に近づくことをかたく拒み、橋を渡るときは、まるで命の危機があるかのように顔に汗をかきながら、欄干にしがみついていました。家族が遊覧船に乗ったときは、ひとりで帰りを待ちました。不思議なことに、ロヒニは小さい頃に溺れそうになったとか、プールに落ちたとかいった、水に関する怖い体験をしたことがなかったのです。

この話を耳にした僧侶は、60年前のある事件を思い出しました。それは、梅雨の時期に、女性が川に落ちて溺死したという事件でした。そこで僧侶は、亡くなった女性の両親が住む村に、ロヒニを連れて行きました。ロヒニの村から徒歩で約1時間の距離にあるその家に到着すると、彼女はその人たちをずっと前から知っていたような気がしたと言いました。まるで、家族的なつながりがあるかのような感情を抱いたと…。

それ以来、ロヒニは頻繁にその家を訪れるようになり、最終的にはそこに引っ越しました。彼女の実の両親は大いに驚きましたが、反対はしなかったといいます。僧侶は、彼女の前世は川で溺れた女性であると確信していました。

さて、この3つの物語すべてに共通するものは何でしょうか?

これらと同じような実話は他にも山ほどあります。とくに心臓移植と輪廻転生(スリランカの話)については、どちらもEUとアメリカの科学者によって徹底的に研究されています。心臓移植後の患者たちの好き嫌いが、前の心臓の持ち主によって変わることは、データによって明らかです。これらの研究は英語で「cell memory(セル・メモリー)」と呼ばれています。

つまり、答えは「**細胞の記憶**」です。

私たちの細胞には独自の記憶があり、この記憶は私たちの潜在意識とつながっています。これと同じような現象は、動物界にもあります。

例えば北ヨーロッパの雁《かり》やペリカンは、毎年、冬になると南に向かい、何千キロにおよぶ旅をして目的地に辿り着きます。そして春が近づくと、また出発点に戻ります。何万羽もの鳥がコンパスを使わずに、地図を見ずに、まるでナビがインプットされているかのように――。

海亀は生まれた場所に20年ぶりに戻って、そこで卵を産みます。海中に道路や標識がないのに、何百海里を越えて、出生地にぴたりと到着します。クモの素晴らしい巣を見るたび、私は感動します。建築を習っていないのに、幾何学を知らないのに、完璧な柄とマンダラのような美しいパターンで、その巣を織りなします。

生き物の細胞には記憶があるため、それに従うだけでこうしたことができるのです。その記憶の通りに、活動、狩猟、生殖などをすれば、何も問題が起きません。

猫は、お腹の調子が悪いと普段は口にしない草を食べて、しばらくして吐き出します。薬草の勉強はしていないのに、素晴らしい自己治療法を知っているものだと感心します。こうした身を守る情報は、私たちの細胞にも記憶されているのでご安心ください。その細胞の記憶に沿って生きれば、健康と幸せが自然に付いてくるのです。

2 世界最古の細胞科学

DNA（遺伝子）は前世紀に発見されたばかりです。しかし、インドとネパールの学者たちはすでに5千年前に「細胞の記憶」について知識があったことをご存知でしょうか？　その素晴らしい洞察について掘り起こし、より深く細胞の秘密に分け入っていきましょう。

世界中のすべての医学の中で、インドのアーユルヴェーダが最も古いと言われており、その起源は約6千年前に遡ります。世界最古の言語であるサンスクリット語で「アーユルヴェーダ」とは、「命の知識」を意味します。この知識によれば、すべての人間は、唯一の個性的な細胞プログラムを生まれながらに持っており、それを「**Prakriti（プラクリティ）**」といいます。つまり私たちは出生時には「完璧な状態にある」ということです。この文脈における「完璧」とは、私たちの誰もが自分の魂（内なる声）とつながっていることを意味します。それは、愛に満ちた至福の状態です（赤ちゃんの表情を見ればわかるでしょう）。

私たちは本当なら、この完璧な状態で生きることができますが、実際には、時間が経つにつれて道に迷い、本来の細胞プログラムから逸れてしまいます。そうやって細胞プログラムから遠ざかれば遠ざかるほど、睡眠が浅くなり、免疫系が弱まり、エネルギーが低下し、不快感や不幸に苛まれます。そして周囲では、問題や不幸なことが次々と起こってきます。

こうしたすべての現象の理由はたったひとつ。その生き方がプラクリティと一致していない、ということ。言い換えれば、私たちが自分自身の「本質」から逸脱したことによって、体内のインテリジェンス（知性）が警報を鳴らしたのです。したがって、アーユルヴェーダによれば、不調や病気とは、もとの完璧な細胞プログラム（本質）から外れたことの結果です。

ひとつの実例を挙げましょう。ある人が有名な画家になる、あるいはスポーツ選手として活躍する才能を持って生まれてきました。ところが、そうした才能を無視してデスクワークや公務員の道を選んだ結果、どうなったでしょうか？　答えは簡単です。不幸になってしまいました。私たちが持って生まれた「プラクリティ」は、何をすれば幸せと健全をつかめるかを具体的に示しています（食生活、職業、生き方、成功法などを含めて)。こうした人間の本質ともいえる個性的なパターンが、5千年以上前に発見されたことを忘れないでください。

私はいつも、なぜこの地球上の何十億もの人々の顔が、それぞれ特別なのかと疑問に思っていました。指紋がすべて異なるのと同じように、同じ顔は二度と見つかりません。大自然の中にも同じ現象が見られます。何百万本もの木があるのに、同じ種類の中でも、それぞれの葉は他の葉と、形、構造、葉脈の流れ方がわずかに異なります。

アーユルヴェーダはさらに深く自然の秘密を解読します。それによると、私たちの好み、習慣、才能、考え方といった“目に見えない情報”も、すべて細胞に記憶されているといいます。そして、私たちは心身ともに至福に満ちた「完璧な人間」としてこの世に生まれてきました。

それなのに、なぜ逸脱してしまうのでしょうか？　なぜ私たちはこの完璧な状態から離れて、健康や幸せをつかめないのでしょうか？

3　本質とは

私たちが、もともと持っている「本質」から逸れてしまうのは、生きていく中で社会から多くの影響を受け、他人からいろいろ言われ、その通りに動くからです。私たちは周りや家族の期待に合わせて、従順になってしまいます。

しかし、赤ちゃんはこんな間違いを起こしません。赤ちゃんがホウレン草やトマトを好まなくて口から出すとしたら、理由があります。それは「自分には合わない」ということ。つまり、赤ちゃんの「内なる自然」が反応し、赤ちゃんはその「体内のインテリジェンス」に従って行動するということです。親の中には、子どもにホウレン草を無理やり食べさせようとする人もいますが、その結果は赤ちゃんにストレスが生まれ、大泣きされるだけ……。

そうした体内のインテリジェンス、あるいは自然からの信号は、生涯を通して私たちを導きます。しかし、大人になると、それを無視する傾向にあります。例えば異性の体に触れることは自然な欲求であり、健康的でもありますが、親の中には自分の感情や自然な欲求（そして子どもたちの欲求）を否定する人がいます。

そうした厳格な親を持った子どもは、セックスを悪いことだと考え、性的欲求を抑圧してしまいます。それは、もともとの細胞プログラムに反するので、そうした子どもは生涯にわたって性的な問題を抱える可能性があり、やがて健康を失ってしまいます。まず精神的に、次に肉体的に……。

性的欲求は学校教育によっても抑圧され、頭がパンクするまで勉強、勉強、勉強に集中することを強いられます。その結果、自分でも気づかないうちに様々な不自然な性行動を起こすことがあります。(こうした問題をどうやって解決するかは、この本のテーマではないので別の機会に譲ります。ただ、細胞違反の例として取り上げました)

こんな例もあります。音楽的な才能を持って、この世に生まれて来た人がいます。その人は自由に楽器を演奏し、何よりも音楽を楽しみますが、親は音楽家では裕福になれないからと、違う道に進むよう誘導します。そしてITやAIといった高給が期待できる分野の勉強をするよう説得します。すると、音楽の才能を持つ若者は、やがては夢を諦めて、細胞プログラムを無視するようになるでしょう。次に何が起こると思いますか？

彼は親に言われた通りに一生懸命勉強し、最終的には大企業に就職し、親にとっての誇りになるかもしれません。しかし、彼の心の中には常に何らかの不満が渦巻いていていて、細胞が反乱を起こします。テレビや街頭でミュージシャンを見るたびに羨ましく思い、妬みが発生するでしょう。そして、その埋め合わせのために、お金を稼ぐことに集中します。しかし、いくら社会的に認められる“成功”を収めても、細胞をごまかすことはできません。最終的には不幸になり、心臓病を患ったり、後悔のまま早くにこの世を去ったりする可能性が高いのです。そういった“成功物語”を、私は世界中で不幸な人物から数え切れないほど聞いてきました。

もうひとつの不思議な事実。

みんなの顔や指紋、才能が違うだけでなく、私たちの代謝もそれぞれ異なっています。ワインを1本平気で飲める人もいれば、小さいグラス1杯で酔ってしまう人もいます。毎日ケーキを食べてもスリムな人がいれば、クッキーを数枚食べただけで太ってしまう人もいます。ケーキを食べることが健康的だとは言いませんが、不調ひとつもない“ケーキモンスター!”が健康雑誌の影響でお菓子を食べるのをやめたら、その人の細胞は不幸になるでしょう。甘いものを代謝できる人にとって、たまにケーキを食べることは不健康ではありません（白砂糖を使わない健康的なお菓子もあります）。反対に、自然な食欲に逆らうほうが害を起こしてしまいます。

食欲、代謝、性欲、才能といったものは人によって違うので、自分の自然を知ることが重要で、その自然に沿った生き方は問題を生みません。すなわち、みんなに平等を強いるガイドラインやルールは人の個性に当てはまる訳がなく、不健康的であり、人を不幸にするケースが多いということです。ではなぜ、みんな自分の個性的な自然に従って選択しないのでしょうか？

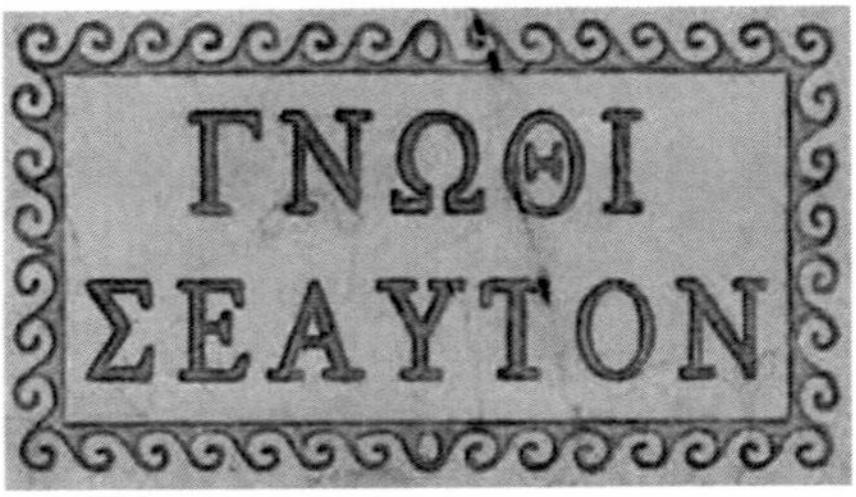

ヨーロッパの古代文化はギリシャで生まれました。そのギリシャのデルフィに、最古といわれるアポロン神殿があります。その入り口に刻まれているのが、この一言。

「己を知れ」（上図）。

一方、日本の神社には、昔から丸い鏡が祀られています。それは「自分を見る」＝「自分を知る」ということではないでしょうか。いずれにしても、自分の個性的な本質を知ることが、幸せへの鍵といえます（その人の本質を分析し、解読することが、私の仕事のひとつです）。

現代の主な問題は、社会やメディアの影響が余りにも大きいため、人々が自分を見失っている（＝細胞プログラムとつながっていない）ことです。しかし、細胞プログラムは黙っていません。その反応として、ストレス、欲求不満、不眠、うつ、怒りといった不幸や病気を引き起こしています。時には、「おい、君はインプットされている才能と使命から離れているよ！」と叫ぶほど“怒って”いるときもあります……。

こうした不調や病気の目的は、「今の生き方が自分に合わない」ことを知らせるためです。この内なる信号を無視しつづけると、不幸や不満の穴埋めとして、お金を儲けたい、地位を得たい、目立ちたいといった社会的な目標を優先するようになります。

すると、細胞の反発はさらに激しくなり、やがて潜在意識が“革命”を起こし、結果的に様々な問題発生（クビ、大病、事故）という事態に陥ります。そこで、たいがいの人は「なんでこんなことに……」と戸惑うのですが、その目的はただひとつ。本来のプログラムから外れたことに気づいて、元の状態（プラクリティ）に戻ってほしいということだけです。

このメカニズムは、なんて素晴らしいものでしょうか。しかも、それを発見したのは5千年前の伝統医学の医師たちで、近代医学や神経学の知識など全く知らなかったのですから。

※一言申し上げておくと、ここで言うアーユルヴェーダは日本に入っている商業アーユルヴェーダとは全く関係ありません。

4 細胞の不幸が「風」を生む

ここで皆さんが知りたいのは、伝統医学の医師たちは、どうやって細胞プログラムから外れると病気になるというメカニズムを見つけたか、ということでしょう。彼らには高度な診断機器などなく、一度も細胞など見たことがないのに。

その答えは、この理論自体と同じくらい驚くべきものです。

私たちが細胞プログラムから逸脱すると、それに反応して体内では「ヴァータ」というエネルギーが増加します。「ヴァータ」とはサンスクリット語で「体内の運搬と反応」を表す医学用語であり、その概念は、すべてのアジアの国々で何世紀にもわたって使われてきました。名前は国ごとに異なっており、チベットでは「ルング」と呼ばれています。中国では「フェン」、タイでは「ロム」、南インドでは「ヴァーユ」。

呼び名は違えど、すべてが「風《かぜ》」という意味です。この「風」という力が増加しすぎると、あらゆる健康上の問題、とくに精神的な問題（心身症）を引き起こすことを、伝統医師たちは知っています。

ここで、ハハハと笑う読者がいるかもしれませんね。21世紀の現代には、最先端の病院と診断方法があるのに、なぜ証拠のない目に見えない力を信じる伝統医師から学ぶ必要があるのか、と。

しかし、これらの医師が患者の「風」の状態を正確に測る診断技術を持っていることを知れば、さらに驚かれるでしょう。それは「脈診断」と呼ばれ、今でもアジア全土で行われています。この方法は余りにも素晴らしいため、ヨーロッパの少なくとも一万人以上の医師が、過去30年間でこのスキルを習得しました。アメリカ、オーストラリア、ロシアでも教えられています。

実際、ロシアの一流の科学者たちはこの素晴らしい方法に魅了され、脈を読み取れる電子センサーを開発しました。日本のソニーも25年前に同じく脈診断センサー

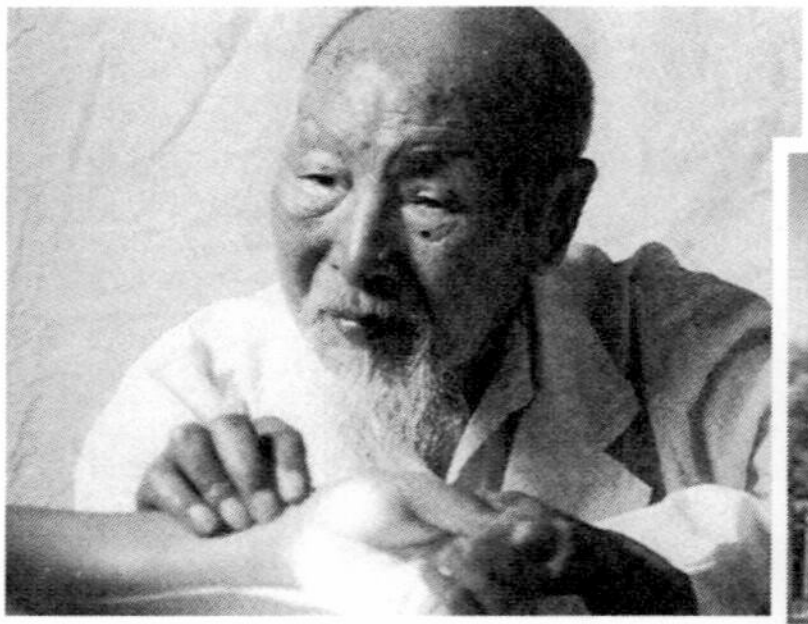

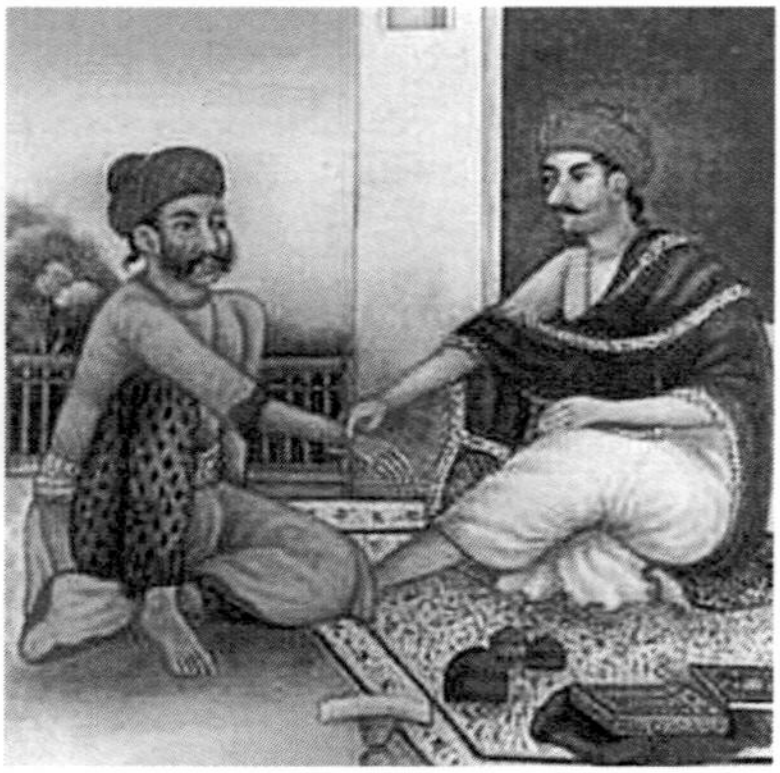

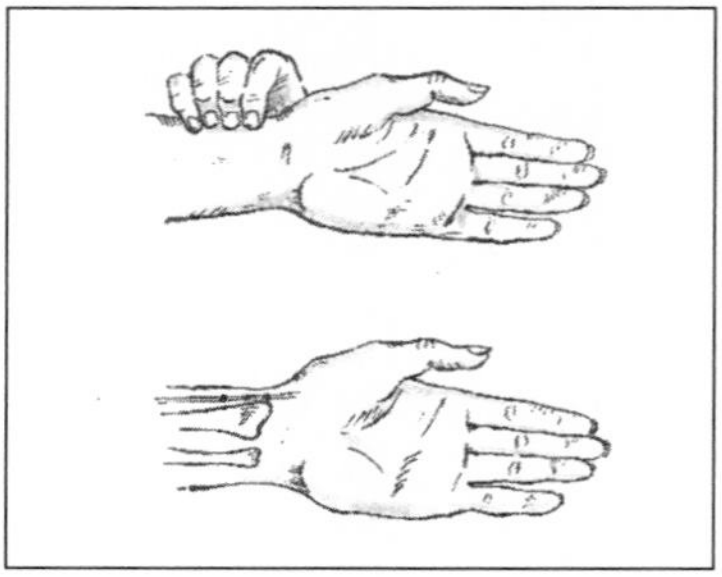

アジアの多数の伝統的医師は患者の脈を取ること（脈診）で、体内の元素の微妙な状態をかなりの正確さで診断する。

の開発に成功しましたが、残念ながら日本では医療機器としての承認を得られませんでした。しかし、彼らはその特許をＮＡＳＡに売却することで、研究開発費を全額カバーしました。この話は、元ソニーの研究者から直接聞いたものです。

私自身、この脈診断法をヨーロッパ、カナダ、日本の数多くのセラピストに教えてきました。これは自慢でも宣伝でもなく、私が伝えたいのは、ただ「風」という目に見えない力を測る方法が存在するということです。

今でも、あなたがタイ、中国、インド、ネパール、チベット、インドネシア、ブータン、台湾、スリランカの伝統的な医師（またはこの技術を習得したドイツの医師）のもとを訪れると､彼らは３本の指であなたの手首に優しく触れるでしょう（右ページ写真参照）。そして３分後、あなたの健康状態をすべて把握します。

しかし、これがこの本の主題ではありません。重要なのは、**細胞プログラムに反して生活すると、すぐに私たちの体と心に何らかの変化が起きる**ということです。そして、**その変化はヴァータ、つまり「風」の増加によるものであり、「風」は測定できる**のです。

それでも、これがバカバカしい東洋の迷信だと思うならば、この脈診断は明治時代まで、日本の医師によっても行われていたことを知ってください。それは心拍数を測るのではなく、体内のエネルギーの状態を診るためでした。また、「風」という概念は古くから日本に入っていました。

「風」とは、東洋医学すべての基礎である「**火、水、木、金、土**」の中のひとつです（この中「木」が、インド医学の「風」にあたります）。自然のすべてはこの５つの元素から成り立っており、日本ではこれを「五行」といいました。五行は、火曜日、水曜日、木曜日……といった日本の曜日名にもなっていますから、当然ご存知でしょう。

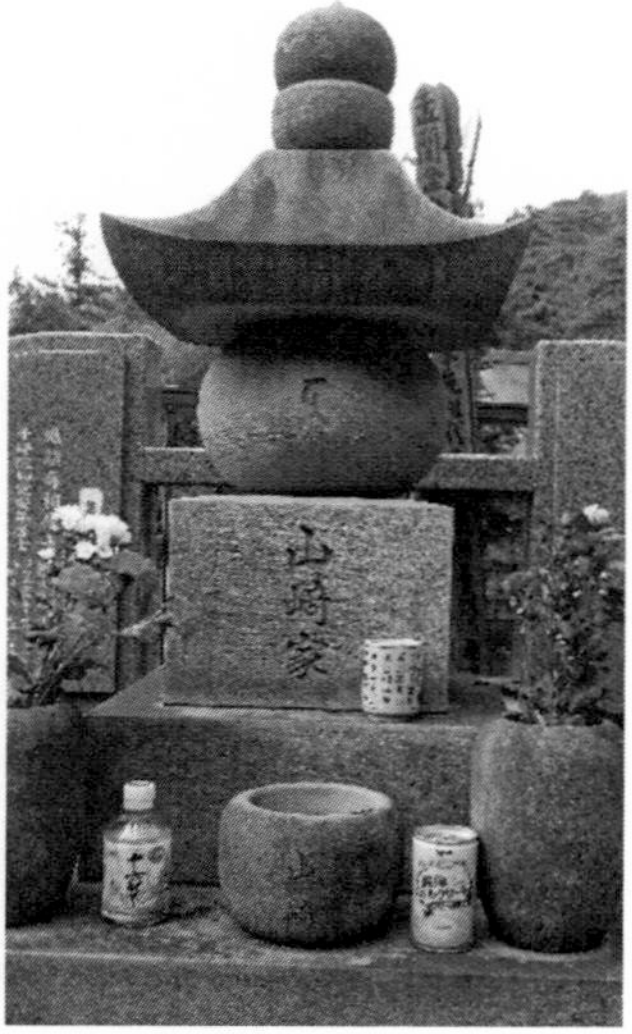

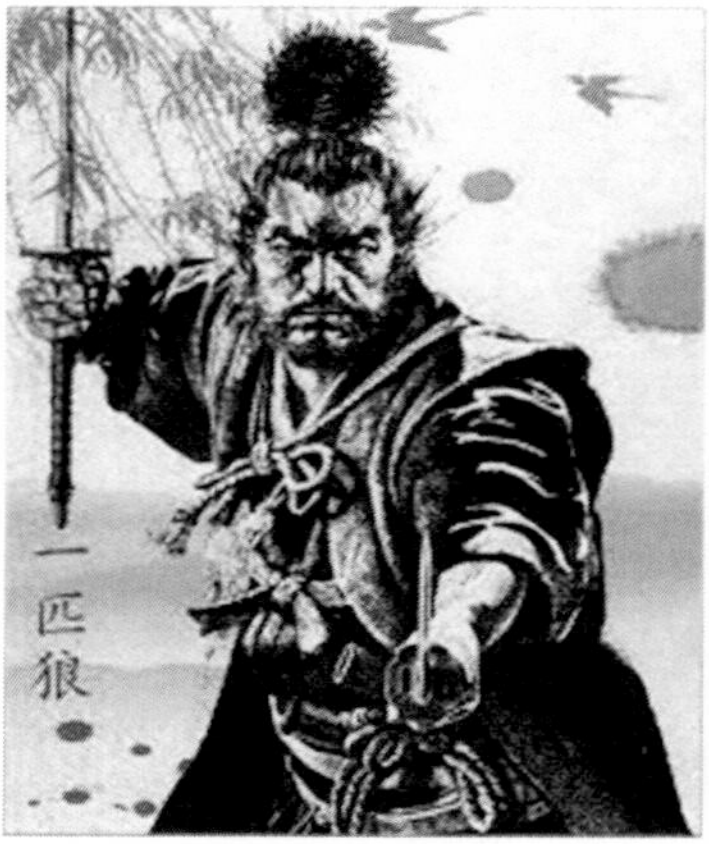

インドの伝統医学も同じ5大元素に基づいており、中国とは少し違って「火、水、土、風、空」といいます。この哲学的な教義も昔から日本に入っており、今でも墓地にある「五輪塔《ごりんとう》」の5つの石は5大元素を表しています（右上写真）。

さらに日本で最も有名な剣豪である宮本武蔵（左上写真）は『五輪書《ごりんのしょ》』を書きました。その内容は、この5つの力についてであり、中でも「風之巻」が重要な役割を果たしています。

5大元素についてはお釈迦様も説法をしており、やはり「ヴァータ」を最も重要なものとしています。ヨーロッパを見ると、古代ギリシャの医師たちは、この理論を４大元素に略して使用していました。西洋医学のルーツが古代ギリシャ医学（ヒポクラテス）であることを忘れないでください。

先日、東京での学会で、25人の識者に右ページの石塔の写真を見せて「何と言いますか？」と聞いたら、答えが出ませんでした。日本人は、どれだけもともとあった叡智から離れてしまったのでしょうか……。

東洋医学によると、この５つの力がある程度を超えて増加すると、様々な病気の原因になります。このメカニズムは「風」だけに当てはまるものではありません。もし、体内の「火」が増加すれば、胸焼けや炎症が発生します。この両方の漢字（焼・炎）を見ると「火」が入っているので、昔の人は病気と五行の関係を理解していたことがわかります。また、「土」と「水」が増加すると、肥満やむくみなどが発生します。それは目で見える物質的な不調です。

「風」は体内で行われるすべての「動き」をコントロールしているため、増加すると、消化器官の動きや運搬（排泄など）に関する病気が発生します。精神面では、考えが増えて神経的な「動き」が上昇し、心配、不安、ストレスなどが発生します。

「空《くう》」は一番理解が難しい元素で、人間の潜在意識や魂と関係があります。

簡単に言えば、こうした5つの力の割合は人によってそれぞれ違い、持って生まれたバランスは一生変わりません。したがって、生まれつき他人より「火」が多かったとしても、全然問題ありません。逆にいいことです。なぜなら、それが我々の「個性」とそれに基づく「可能性」を生み出すからです。しかし、その割合が乱れること（＝その人にとってのアンバランスになること）が、すべての病気の根源であり、それが東洋医学の教義です。

5大元素はこのように洋の東西を問わず、医学の基礎となる理論でありますが、ここでは措いておいて、ひとつの要素「風」に注目しましょう。この「風」という力こそ、増やしすぎると非常に危険だからです。（5大元素について勉強したい方は『私の本質は何？』の本へどうぞ）

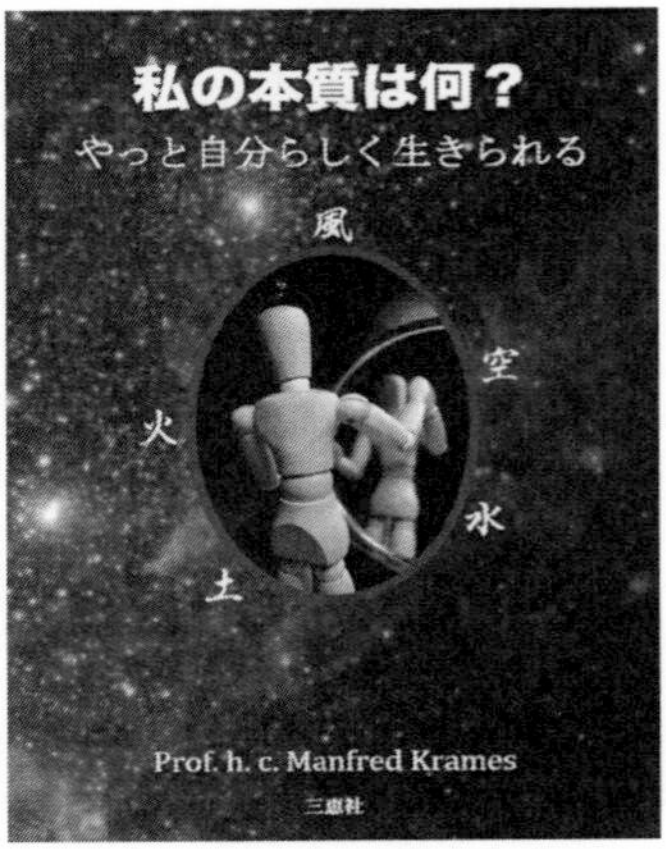

タイプ診断から具体的な職業の選び方などを網羅した著者の本。

5　驚くほどの古代知識

ここで重要なポイントをまとめましょう。

⑴　私たちの細胞には記憶があります。

⑵　この細胞には、唯一の個性的なプログラムが埋め込まれています。

⑶　伝統医師たちは何千年も前にこの細胞プログラムを発見し、それを「プラクリティ」と名付けました。

⑷　このプラクリティに反すると、それが細胞のストレスとなり、体内で「風」が増加します。

⑸　それに気づかないと、あるいは、それに合わせないと、「風」がさらに誘発されて不調や病気を起こします。

⑹　この「風」の力は５つの力（５大元素）のひとつであり、その哲学は日本の曜日名だけでなく、五輪塔などにも残っています。「風」は、特別な技術である脈診断によって測ることができます。

ここまでの情報は実に素晴らしいものだと思いますが、では、我々は今どうやって「風」のレベルを知ったり、確かめたりできるのか？　その診断法を持つ伝統医師に会うため、スリランカまで行かなければならないのか？

前述したロシア製の脈センサーが販売されていますが、ソフトウェア込みで2500ドル以上もします。しかし、そうした時間とお金をかけなくてもよい解決策があります。

それは「自己診断」です。

もし、あなたに以下のような症状が現れたならば、すでに「風」が正常レベルを超えたということです。症状（＝心と体からの信号）が激しければ激しいほど「風」は誘発されています。

自己診断

- ☑ 眠りに落ちるまで30分以上かかる
- ☑ 夜中に1回以上目が覚める（だいたい午前4時頃）
- ☑ わずかな物音で目が覚める、あるいは夢をよく見る
- ☑ 大音量の音楽や騒音に敏感で、他の人よりもストレスを感じてしまう
- ☑ 話し方、歩き方、手と目の動きが普通より速く、不安定的
- ☑ 感情が不安定で、ゆううつになったり楽しくなったりを行き来する
- ☑ 精神的な健康状態があまり良くない（イライラ、不安、うつ、神経質）

６　現代生活の中の４つの要因

次に重要なのは、私たちの生活で、どのような要因が「風」の上昇を引き起こすかということです。私の35年間にわたる研究と実際に経験したケーススタディから、日本の皆さんのために次のようにまとめました。

⑴　自分の個性的な細胞プログラムからの逸脱（自分らしい生き方をしていない）
⑵　細胞の記憶に合わない環境に囲まれている
⑶　日本人の細胞の記憶とは違う食生活
⑷　体からの信号を無視し、自然な欲求を抑圧し、内なる声に従わない

日本だけでなく、世界中で精神的な健康が急激に悪化しています。しかし、日本では変わらず自殺率が高く（↓79ページ参照）、ひきこもりのような新たな現象が台頭してきています。それでは、右記の要因が日本人一般に当てはまるかどうかを見てみましょう。

⑴　自分の個性的な細胞プログラムからの逸脱（自分らしい生き方をしていない）

日本には「出る杭《くい》は打たれる」ということわざがあります。これは、多数派の人たちと違う行動が望ましくないことを示しています。国際化のおかげで、この“ルール”はいくらか緩くなりましたが、それでも、ほとんどの日本人は“本流”に逆らおうとしません。「1本の杭」になるより、周りから期待されることに従おうとしています。

過去30年間にわたり、そうしたことに関する本が、何百冊も出版されてきました。「より自分らしく生きる方法」「自己実現する方法」といったタイトルから、日本人が本当は、狭い社会的な枠組みから抜け出したいと望んでいることがわかります。それはまた彼らの細胞が、自分の内なる自然に合った生き方を求めていることを示しています。

つまり、大多数の日本人が、個性的な細胞プログラムにどれほど反する生き方をしているかの証拠ではないでしょうか。

⑵ 細胞の記憶に合わない環境に囲まれている

私（そしてほとんどの外国人）から見ると、日本人の肌は絹のように細かい構造をしており、とても魅力的です。ヨーロッパの女性の傷んだ短い髪と比較すると、日本人女性の長くて健康な髪も同様です。そうした日本人の肌や髪の手入れには、日本の特産品である「椿油」が最適です。また、その肌には「麻」が一番合うとも言われています。

ところが、現代の化粧品はほとんど化学成分をベースにしており、服にはポリエステルが使用されています。木綿の衣類もありますが、木綿の生地には漂白や着色といった薬品加工がされているので、結局、自然のものが肌に触れる訳ではありません。これに対して細胞はどのように反応するでしょうか？　最近、肌や髪の状態はどうですか？　日本人としての細胞が、この不自然な環境に満足していると思いますか？　自分で判断してみてください。

家の中では、あなたが布団で寝たり畳に座ったりすると、細胞が喜ぶでしょう。なぜなら、それが細胞の記憶に合っているからです。ところが、今のマンションや住まいのほとんどは西洋風のインテリアで、ベッドや椅子を備えています。子どもがフォークとナイフを上手に使って食事することを誇りに思う親もいます。多くの日本の若者の箸使いが、アメリカ人より悪くなっていると思います。私はこうしたことを裁くつもりはありません。ただ、日本人の細胞プログラムと矛盾する変化の実際を検証したいだけです。

⑶ 日本人の細胞の記憶とは違う食生活

日本人の細胞の記憶は数千年前まで遡ることができ、それはＤＮＡの一部となっています。例えば、東洋人の腸は全体的に西洋人よりも少し長く、葉野菜や根菜を消化しやすいことが知られています。実際、日本人の消化器官は野菜の栄養を完全に摂取するのに最適であり、たまに魚、卵、地域によっては鶏肉も少し食べるのが昔からの習慣です。こうした食事は彼らの細胞の記憶に一致しており、代謝が慣れているため、この食生活で細胞が幸せになります。

以前、ドイツで年配の日本人観光客に会ったとき、彼らは日本から持ってきた煎餅や梅干し、インスタント味噌汁などを見せてくれました。私は首を振って「せっかくここにいるんだから、ドイツ料理を楽しんだほうがいいと言いました。しかし彼らは「日本のものを一口食べれば、すぐに元気になるんだと答えました。40年経った今なら納得します。日本人の細胞の記憶が、そうした食べ物をすぐ素早く認識し、スタミナと満足感を高めるということを。

この40年間で、日本の食文化は大きく変わりました。白砂糖、肉、白米、パン、牛乳、コーヒーが普通になりました。輸入のミネラルウォーターを飲む日本人もいます。これらすべてが不健康であるとは言いませんが、それが日本人の細胞の記憶と一致していないことは確かです。

⑷　体からの信号を無視し、自然な欲求を抑圧し、内なる声に従わない

アーユルヴェーダによれば、細胞からの警告信号を無視すると、細胞は怒り、混乱します。そのメッセージを受け取るためには、ときどき自分を振り返り、人生について熟考するための時間が必要です。ところが、連続休暇が最長でも１週間しかとれない日本人にとって、これは不可能ではないでしょうか。休みはゴールデンウィークやお盆などに集中し、ホテルや観光地、電車や道路は死ぬほど混雑するのですから。

さらに、平均的な日本人の日常生活は、朝から夜遅くまで忙しく、常に「すること」で頭がいっぱいです。そこに「たった一人」とか「何もしない」といったスペース（余白）を作るのは難しいでしょう。しかし、細胞のためにはそうしたスペースが日常的に必要であり、それがないと細胞は反発するばかりです。

いかがでしょう？　以上の(1)～(4)の要因は、あなたにもきっと当てはまると思います。ここで言いたいのは、「今の日本人の細胞に反する行為は1つか2つではなく、全体的に反しているのではないか」ということです。したがって、先の理論によると、体内の「風」が爆発的に増加しているはずです。現代社会に広まっている不満、不幸、ストレス過多といった心の不調の原因がここにあります。

7　この風が“台風”に

日本でこのテーマの講演をすると、いつもある壁にぶつかります。日本の聴衆は「風」と言うと、常に自然の中の“本物の風”のことだと思うので、「風」の意味を理解するのが外国人より難しいことに気づきました。ドイツの受講生たちは、そのほとんどが医療専門家であり、「ヴァータ」という用語に慣れているため、誤解を生みません。東洋の哲学と医学は、日本よりもドイツ（オーストリアやスイスを含む）で馴染み深いものです。これだけで、日本のアメリカ化の度合いと、日本が古代の文化や智恵からどれほど離れているかの証拠になるでしょう。

そこで、日本で「風」の代わりに「ヴァータ」を使うと、今度は別の問題が発生します。「ヴァータ」からアーユルヴェーダを思い浮かべるのはいいのですが、“日本のアーユルヴェーダ”は完全に誤解されたものであり、この本の内容とは関係ありません。アーユルヴェーダの“専門家”と称する日本人医師にも会いましたが、全然理解していませんでした。私は自慢のためにこうしたことを述べているのではなく、ただただ悲しいからです。

代わりに「風力《ふうりょく》」を使ったこともありますが、すると誰もが発電機を思い浮かべるので、本書では「風」とカッコ付きで書き続けることにします。

ところで、なぜこの医学用語の「風」がそれほど危険であるか、その答えは大自然を見ればわかります。風は種子を遠くまで運び、木や草の成長を刺激します（これが中医学で「風」の代わりに「木」を使う理由です）。しかし、自然界では風が強すぎると、木が折れたり、屋根が吹き飛ばされたり、様々な災害が発生します。台風がどのような大被害をもたらすかは、日本の皆さんのほうが十分にご存知でしょう。

同じように、私たちの体内でも「風」が強くなると危険です。心や体にいろいろな不調が現れ、うつっぽくなり、不幸を感じるようになります。それが“台風”にまでなると、心身症や精神病など心の病気を引き起こし、最終的には心臓病やガンといった重病を患ったり、早すぎる死を迎えたりします。

東洋医学は「風」という概念を使用しているため、その伝統医師たちは精神的な問題の治療において、大きな有利点があります。反対に、西洋医学にはそのような概念がないため、エビデンスに依存せざるを得ません。

この「風」の存在と「細胞プログラム」を組み合わせた知識が、完璧な健康と幸福への鍵となります。細胞の記憶が突然、西洋由来の情報に置き換えられている日本では、この鍵がとくに必要です。

8　「風」による病気

ここで「風」の増加によって引き起こされる健康問題や病気の一部を紹介します。

不眠症
うつ病
不安障害、恐怖症、パニック障害
心的外傷（トラウマ）
燃え尽き症候群
依存症
拒食症・過食症
自殺願望
幻覚、妄想
精神病全般
耳鳴り
突発性難聴

ＡＤＤ／ＡＤＨＤ
呼吸器のアレルギー
気管支喘息
咳、声のしゃがれ
しゃっくり、空気を飲み込む
じんましん、湿疹
皮膚の潰瘍
アルツハイマー病
認知症
不整脈
早漏
性機能障害、不感症
ホルモンの機能亢進または低下
月経前症候群（ＰＭＳ）、月経痛
失禁（他、泌尿器系病気）
消化管の潰瘍
四肢の震え、瞼の痙攣

疼痛
神経系の病気
パーキンソン病
多発性硬化症

※このリストには、認知障害*と行動障害**などの精神的な問題や統合失調症がまだ入っていません。

＊認知障害とは、言葉を記憶し、物事に注意を向け、それに基づいて行動することが困難な状態。つまり、知覚機能、記憶機能、注意機能、実行機能などの脳機能における障害。

＊＊行動障害とは、自傷、他傷、こだわり、物を壊す、睡眠の乱れ、異食、多動など本人や周囲の人の生活に影響を及ぼす行動が著しく高い頻度で起こる状態。

この他に、リウマチ、関節症、慢性的便秘など、体だけの様々な病気もあります。これらも非常に増えている不調で、慢性になると回復するのが難しいですが、原因が「風」だと誰も気づいていません（伝統医学の医師以外）。

読者の皆さんは、これらの病気のほとんどか一部をよく知っているでしょう。なぜならば、日本で非常に増加して話題になっているからです。そして、これらすべてが「風」によって発生することを日本の医師たちが知っていたら、大勢の人が回復できるに違いありません。伝統医学を学んだドイツの医師たちは、すでにこの古代の知識によって治療を行っています。ドイツの話はまた後でしましょう。

いずれにしても日本の現状を見れば、みんながどれほど無理をして、自分たちの自然から遠ざかった生き方をしているか想像がつくでしょう。結果的に、細胞の反乱による“風病”は、まるで伝染病みたいに広まってしまいました。しかし、これらすべての共通点は「風」の増加ですから、「風」を抑える方法を実践すれば一気にすべての病気を治せます。つまり、一石二十鳥！

9　あなたの「風」レベルをチェック！

では、現在のあなたの「風」の状態を、脈診断なしで調べてみましょう。最近どのように感じているかを思い浮かべて回答してください。

◆点数

***0*＝当てはまらない　*1*＝ある程度当てはまる　*2*＝当てはまる**

1　レストランで食べ物を長く待たなければならなかったり、移動のために食事ができなかったりすると、すごくイライラし、機嫌が悪くなる。

2　郵便局で3つの窓口のうち1つだけが開いており、その前に長い行列ができている。急いでいるのに、窓口の女性の動きはゆっくりだ。私は時間を気にしたり、髪をいじったり、地団駄を踏んだり、イライラした動きをする。

3 午後にコーヒーを飲むと、夜、なかなか眠れなくなる。

4 夜に刺激的な映画を見ると、眠りにつくまで時間がかかる。

5 テレビを見ながらポテトチップスの袋を開けることがある。本当は少しだけ食べたかったのに、空になってしまった（板チョコも同様）。

6 テレビのスイッチを切るのが難しい日がある。好みの番組をあれもこれもと見ていると、あっという間に深夜になってしまう。

7 最近、集中力が減ってきた。気になることが多くて、やっていることに不安や疑問が次々と発生する。

8 次の3つの中のいずれか、もしくはすべてが増えた。A 寒けと冷え性、B 便秘、C 骨や関節の痛み。

9 芸術、外国、文化について、平均以上の興味を持っている。

10 意識的に食事をし（ベジタリアン、オーガニック食品など）、パッケージに記載されている原材料や成分を常に読む。

11 温かい浴槽にとても長く浸かり、お風呂を心から楽しむことができる。

12 よく見る夢は、想像力豊かで、ユートピアのようで、奇妙で、神秘的で、または問題を伴うものである（逃げる、恐れる、パニックになる、飛ぶなど）。

13 寒さに敏感で、足が冷えることがよくある。

14 重要な決定には問題がつきものだ。2つの選択肢から選ぶことに迷い続け、なかなか決断できないことがよくある。

15 間食をするときも、セックスをするときも、メッセージや手紙を書くときも、ブレーキがかからないことが多く、他の面でも極端に走りがちである。

16
私の感情は一定であることがほとんどなく、よく変動する。時には喜びの叫び声をあげたり、また死ぬほど悲しくなったりする。

17
乾燥肌で、シワができやすい傾向にある。見た目が年齢と異なる場合があり、少し年上に見られる。

18
生理や便通が非常に不規則である。または夜、頻繁に起きなければならない。

19
騒音に非常に敏感だ（他の人より）。

20
眠りにつくまでに少なくとも30分かかる、または午前4時頃に目が覚める。あるいはその両方。

21
孤独が私を悩ませる。同時に、不幸な男女関係を恐れている。

22
私の問題領域は、おへそから下である（膀胱、泌尿生殖器、腸）。

23 私の病気はほぼ心身症である。または､これまでの人生で自殺を考えたことがある。

24 私はとても熱心だが、興味はすぐに消えてしまう。

25 他の人が何を考えているか、他の人がどのように苦しんでいるかをよく感じる。アンテナが発達しているので、他の人よりも多くのことに気づく。

26 何かが私を悩ませる（考えさせる）。または、自分の人生で何かが間違っていると感じている。

27 日常生活をコントロールするのが難しい。食事を抜く、忘れ物が多い、整理整頓ができない、生活リズムが崩れるなど。

28 場違いな気がする、逃げたい、やり直したい。または、よく髪を触ったり、爪を噛んだりする。

©MK

◆合計点数を計算しよう

0〜10点

ストレスがなくて、羨ましい。睡眠もきっと最高でしょう。この本をあなたより必要とする人に回してください。

11〜18点

少し“風邪をひいた”けれども、心配するほどではありません。しかし、これ以上悪化すると治りにくくなるので、予防としての解消を考えたほうがいいでしょう。

19〜26点

ヤバイ！ ただの“風邪”ではなく、具体的な障害や問題になりました。今すぐ生活に自己治療と食養生を取り入れてください。

27点以上

生命保険にもうひとつ入ったほうがいいでしょう。すぐにでも心理カウンセラーに相談してください。

第2章

日本人の第六感

1 江戸時代…細胞の天国

もし、オリンピックが300年前に開催されていたら、金メダルは全部、日本の選手が獲ってしまったことでしょう。速い馬に乗って走りながら小さな的を射抜く流鏑馬《やぶさめ》は、昔の日本人の驚くべき技でした。動かずに打つことしかできないアーチェリー選手には不可能です。

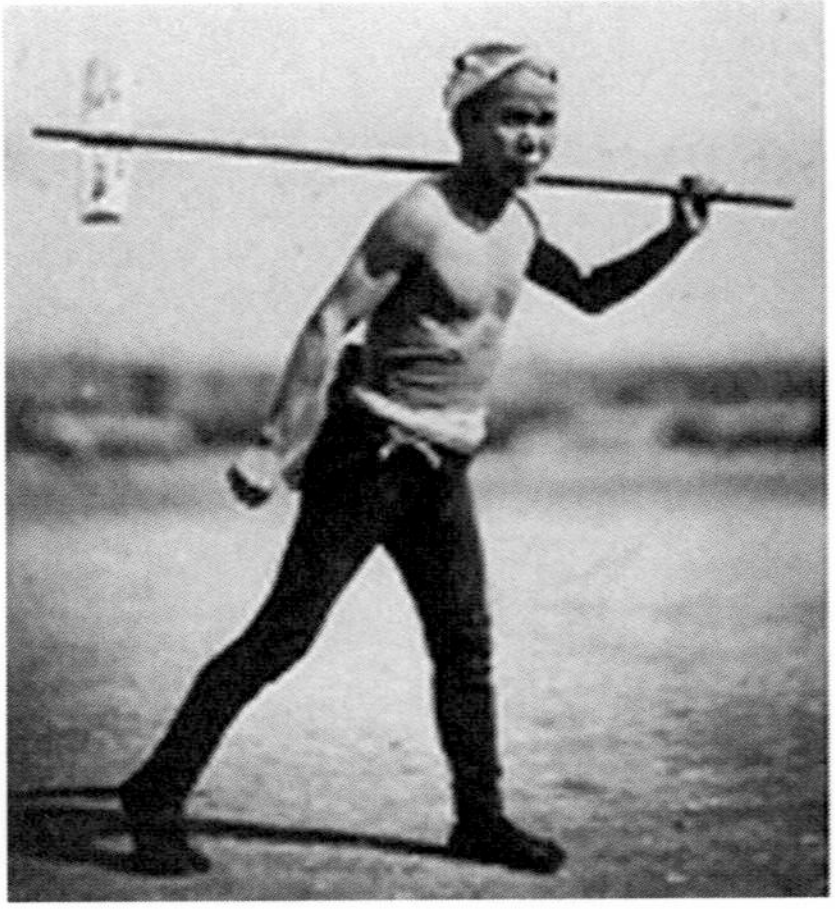

駅伝も、日本に勝てる国はまずありません。歴史に詳しい日本の友人から、江戸時代には、荷物を運んで一日40㎞以上の距離を走る「飛脚」という職業の人がいたと聞きました。その中でもすごいのが、江戸から京都までを走る「大名飛脚」と呼ばれる人たちで、約500㎞を6日間で走ったといいます。もちろん駅伝方式ですが、それでも一人が一日に80㎞以上は走っていた計算になりますから、とんでもない速さと体力です。

この時代の飛脚は、現代のマラソンランナーよりも速かったのではないかと言われています（町民でさえ一日40㎞歩けたといいます）。

武士は、体があんなに小さいのに30㎏の鎧《よろい》と兜《かぶと》を身につけて馬に乗り、長時間戦っていました。S・スタローンや身長２mのスウェーデン人にやらせてごらんなさい。10分後には倒れてしまうでしょう。

相撲ほど強いレスラーは世界に存在しませんし、江戸時代には60㎏の米俵を毎日運んだ女性（！）がいたといいます。

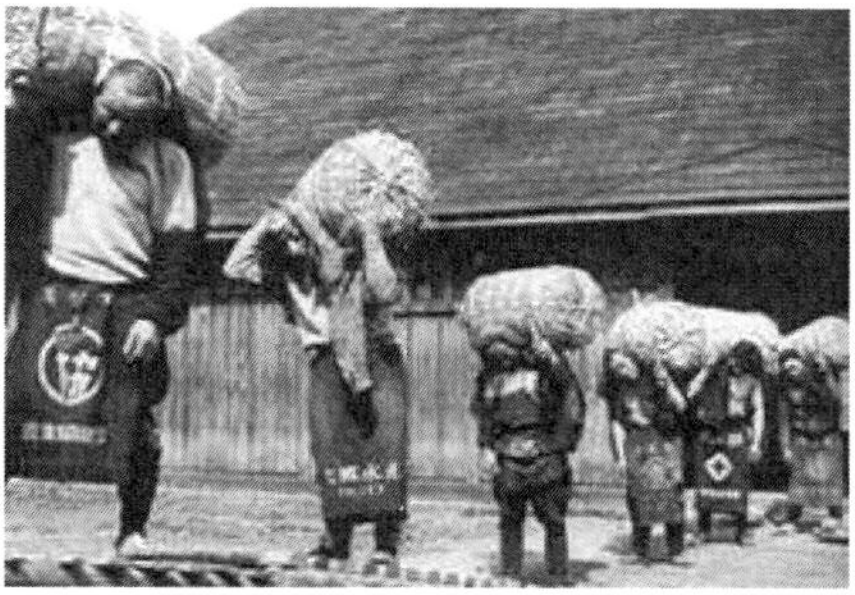

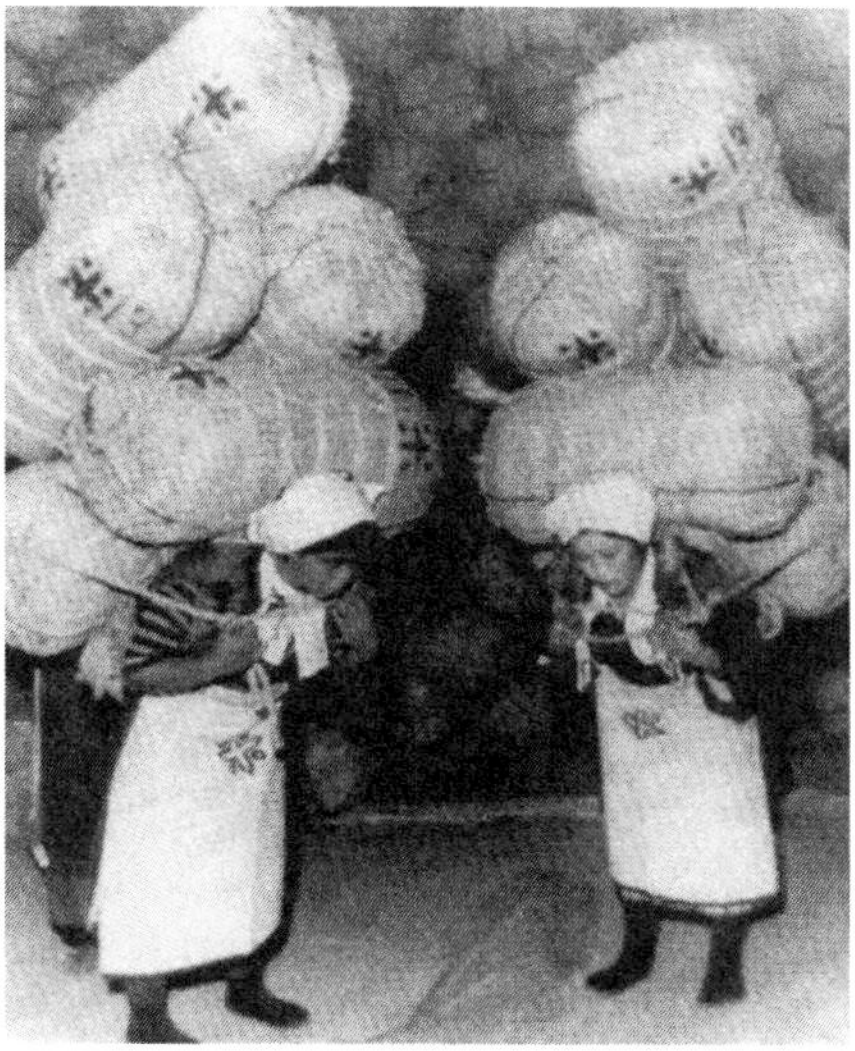

上：60kgの米俵を日常的にかつぐ女性たち。
下：中には 300kgをかつぐ人もいたという。

昔の日本人は体の丈夫さだけではなく、精神的な健康も世界一でした。江戸時代にはそろばんの天才がいて、日本独自の「和算」のレベルは世界最高水準に達していました。そして、米粒に絵を描く職人がいましたし、土地の測量技術の正確さと精密さ。そこにある精神的な強さと勇気が、国民の特徴であったと言っても決して過言ではないでしょう。

この世界一健全な民族が一体なぜ、こんなに弱くなってしまったのでしょうか？

子どもの骨が弱くなって折れやすくなり、全世代的にいろいろな病気にかかるようになり、日本人の2人に1人がガンになる時代に変わってしまいました。心の病も悪化の一途をたどり、引きこもりにうつ病、不眠症にパニック症。そして、自殺率が世界でもトップクラスという憂うべき状況に……。

ところで、200年前の日本人は裸になったり、性に関して恥ずかしがったりすることが全くなかったと、日本の歴史に詳しい教授から聞きました。かなり大胆なセックスもしていたといいます。それはもちろん、ひきこもりや不眠症、うつが普通になる前の時代でした。今の日本ではセックスレスカップルが多いと問題になっているようですが、2人ともセックスに興味がなければそれでいいでしょう。それが彼らの「プログラム」ですから。しかし、性欲と精力が普通にある人にパートナーがいないと、

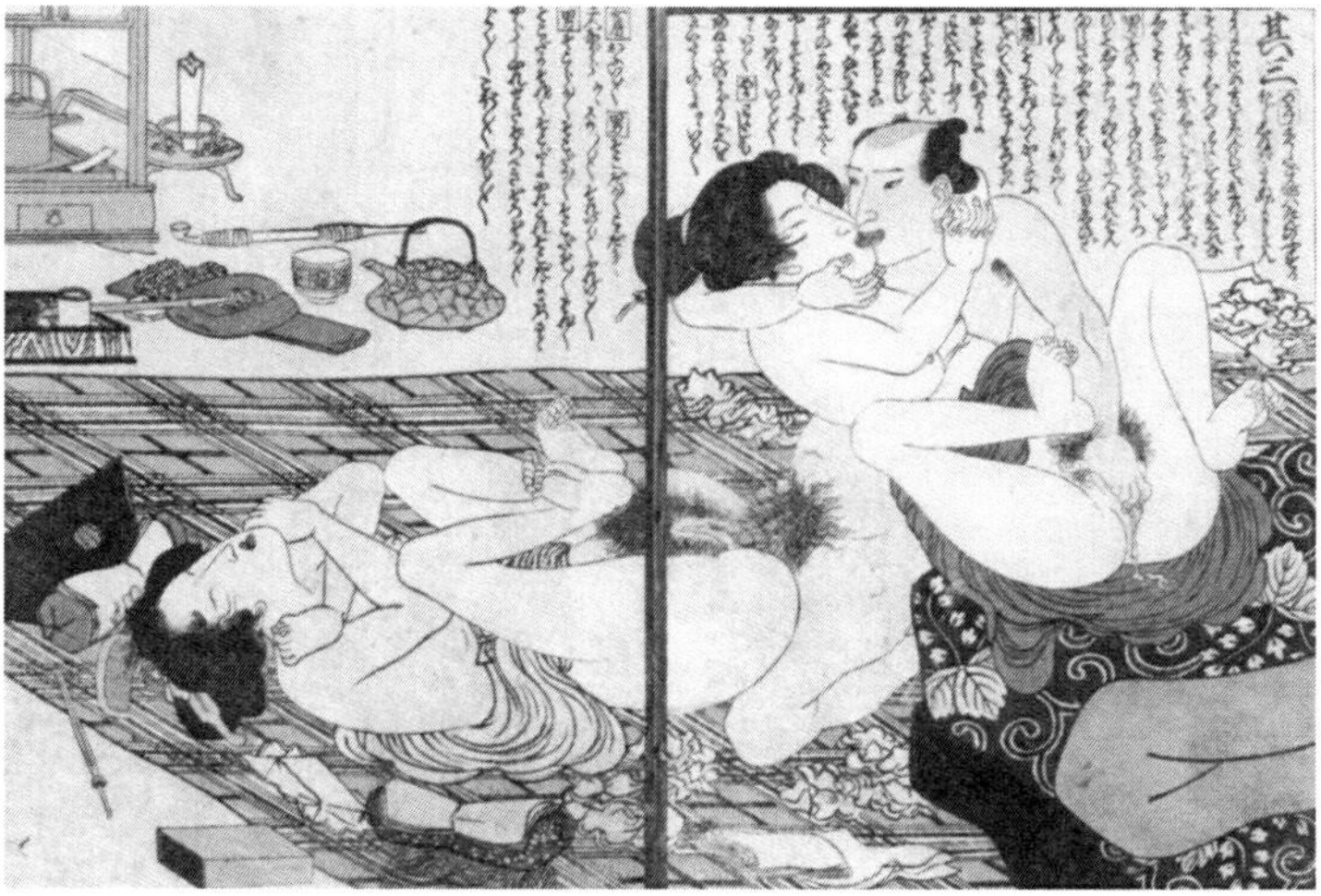

→江戸時代の平和と幸福のひとつの理由は、日本人が思いきり自分らしく生活できたこと。

メンタルヘルスが悪化します。一人暮らしが非常に増えた現代では、これは大きな問題に違いありません。ストレスの増加と心身症の原因のひとつでもあります。動物さえ、スキンシップがないと病気になりやすく、平均寿命が短いといわれています。自分の「自然」から遠ざかり、反細胞的に生きることは、健康的と言えないのです。

こうした事実が示す重要なポイントはひとつです。それは、自分に合わないことをすると、必ず体内の「風」が増加するということ。別の観点から言えば、「風」が誘発されているならば、生活の中に必ずその人の本質に合わない原因があるので、それを探し出すのが重要だということです。

簡単な例を挙げてみましょう。ある女性は不眠に悩まされています。夫のイビキといった騒音を別にして、不眠症は考えすぎだったり、あるいは心配や不安、不幸なことが潜在意識に働きかけることによって起こります（何か変、何か合わない、何か足りない…など）。

つまり、細胞のプログラムに反する生活によって細胞ストレスが高まると、考えすぎや不安（＝「風」）が誘発され、それが、慢性的な不眠症やあらゆる心身症を引き起こします。これだけ心身症が多い今の日本の状態は、多くの人が自分に合わないことをしすぎているという証拠でもあります。

日本人は一万年もの間、米と芋と野菜と、少しの魚だけを食べてきました。その細胞の記憶はＤＮＡにも残っています。しかし、戦後、アメリカの科学者によって、「牛乳はカルシウム度が高いから、子どもの成長に最適」というエビデンスが作られました。日本政府はそれに従ってミルクパウダーを大量に輸入し、いまだに全国の子どもたちに牛乳を飲ませています。そこには、東洋人の消化器官は西洋人と違うため、牛乳を分解できないという事実が完全に抜け落ちています。

米国農務省（ＵＳＤＡ）によると、日本は現在も年間３万４０００トン（１トン＝１０００kg！）ものミルクパウダーをアメリカから輸入しています。それは様々な乳製品に使われるだけでなく、一部は粉ミルクにも使われています。つまり、生まれてからすぐに、海外の食物に慣らされるということです。“植民地日本”はいまだにアメリカの食物を取り入れ、ますます国民の細胞プログラムを変更することに熱心でいるのです。

考えてみれば、西洋を真似た生活を始めるとともに生活習慣病が増えたのも、西洋人と同じ食事にするという基本的な考えが大間違いだったという証明です。確かに日本人の体は小さいですが、健康であるなら細胞プログラムを無視して、無理に西洋人のような体格になる必要はありません。

しかし、細胞に反しているのは、食生活だけではありません。長時間、無理に仕事を続けることによって心臓がおかしくなり、その結果のひとつが世界的に有名な「過労死」です。日本人らしく生きることができないと、細胞が抗議して健康問題を起こします。今の日本人はおとなしい国民になってしまったようで、反対せずに政治家の決めたことに従っています。でも、それは表層だけのこと。決して「細胞レベル」で承服している訳ではないでしょう。

2 細胞は忘れない

私たちの細胞には、年齢よりもはるかに古いプログラムが存在しています。それは何千年もの間、世代から世代にわたって受け継がれてきた「体のインテリジェンス（知性）」であり、生存に欠かせません。食べ物がないときにどうすれば生き残れるかを、そのインテリジェンスはわかっています。なぜなら、歴史の中には、干ばつや飢餓が常にあったから。それを人間は何回も体験してきたため、緊急的な自己防衛の記憶が私たちの細胞に保存されているのです。

問題が起きるのは、細胞が慣れていない、または細胞に記憶されていない影響がある場合です。前述のように、毎日牛乳を飲むと東洋人の細胞は混乱します。そのネガティブな反応は消化不良だけでなく、体全体に「反自然の状態」を引き起こし、結果的に体のエネルギーが弱まっていきます。一言で言えば、「自分の本質に反することには、逆効果が付き物です。もちろん、ときどき乳製品を楽しむのは悪いことではありません。しかし、これが習慣になると、自分では気づかなくても、細胞が反乱を起こす可能性が高くなるのです。

植物にビールをやりますか？　犬に刺身を与えますか？　ペンギンを暖かい室内で飼いますか？　それは彼らの細胞プログラムに反すると、誰もがわかっているでしょう。野生動物を檻に入れると自分らしく生きられないため、可哀そうなくらい元気がなくなります。そういうのを見ていられないので、私はもう動物園には行きません。

反対に、私たちも細胞に合う生活をして、自分に対する“反自然”を少なくすればするほど元気になります。

例えば、アメリカに住む黒人たちは、ラップ、レゲエ、ヒップホップ、ソウルといった音楽を聴くのが大好きです。そのリズムが、アフリカで生まれた曾祖父たちの聴いた音楽に近いからでしょう。彼らの細胞も、それに覚えがあるのです。民族としての細胞プログラムは決して忘れません。

これを日本人に当てはめると、細胞は、尺八や琴、三味線、太鼓、唄といった日本の伝統音楽を楽しむはずです。毎日、聴く必要はありません。今の若者はモダンな音楽とともに育っているため、こうした伝統的な音楽には耳が慣れていないと思いますが、ときどき聴くと細胞が喜ぶでしょう。

そうした音楽を聴くもうひとつのメリットは、日本の伝統音楽は、感情（感覚）に基づいて作られていることです。これは、脳の右半球が刺激されることを意味します（ちなみに、西洋のクラシック音楽は理論に基づいているため、作曲には長い勉強が必要です）。音楽に限らず、日本文化のほとんどが右脳の発達に役立ちます。漢字を書くこと、お経を唱えること、瞑想すること、庭に座って自然を眺めること、本を読むこと、剣道、空手、合気道、居合道、柔道など。

逆に、論理的思考はすべて左脳を刺激するため、左脳を長期間使いすぎると（＝日本人の細胞プログラムに反すると）、ゾンビになり、人生の意味を忘れ、愛の価値がわからなくなります。そのうちに、あなた自身がＡＩの一部になってしまうかもしれません……。直感が働かないために、人生における重要な判断を誤ることもよくあります（自分にとっても他人にとっても）。

３　第六感と右脳の関係

私から見ると、日本人は世界一、第六感を持っている民族ですが、それは１５０年前までのことです。彼らの直感は超人的でした。直感がなければ、剣士はあっという間に殺されていました。ほんの一瞬でも頭で考えることが、光のような速さで反応することを邪魔します。敵意を感覚的に読み取ることが、生き残るために重要だったのです。

私は成功者の話を聞くたびに、彼らは自分の感覚に従って生きてきたから成功できたことを理解します。右脳が「感覚」を担当し、左脳はドイツ人のように「論理的で分析的な思考」を担当します（ドイツ人も第一次世界大戦まではより感覚的に考え、発想力が素晴らしく、世界で最も有名な作曲家を輩出しましたが）。

日本人も同じく、かつては高度に発達した右脳を持っており、それが素晴らしい文化と叡智に大きく貢献していました。戦後、アメリカ式の教育が行われたため、左脳が使われるようになりました。これがまた、日本人のもともとの細胞プログラムに反する行動を強いることになりました。

おそらく、産業の成長のためにはエンジニアや技術開発者が必要であり、そのために左脳の教育が行われたのでしょう。おかげで戦後の経済は急速に発展しましたが、国民が精神的な健康を失うという高い代償を払うことになりました。

ＩＴやＡＩといったデジタル系の仕事は、左脳の機能を成長させます。スマートフォンやインターネットを使いすぎている現状を見ると、その反面、右脳で何が起こっているか想像できるでしょう。つまり、右脳がだんだん働かなくなり、それは日本人がかつて持っていた素晴らしい直感（第六感）を失うことを意味します。これは望むことですか？　それとも、誰かに画策されているのでしょうか？

それは別にしても、日本人が「直感」をだんだん失いつつあることは確かです。その結果、左脳だけでは「洗脳」を検知できないため、誰かの理論に盲目的に従うことになります。非物質的な価値観よりも、物質的な価値観しか理解できなくなり、ただの消費者になってしまいます。さらに、内なる声や潜在意識からのメッセージを読み取れなくなります。私から見れば、こうした変化は非常に危険です。気をつけないと、アメリカの植民地になってしまうのではないか——。

マリア・アーレバッハというドイツの研究者が発見したのは、右脳が記号や暗号

（＝隠されたメッセージ）の解読に役立つということです。それに加え、記号や絵画のイメージについて学ぶことで、右脳が鍛えられることも発見しました。

これを日本人に当てはめると、漢字を読むことで右脳が鍛えられると言っていいでしょう。なぜなら、漢字はもとが絵だった表意文字だからです（右脳が担当）。ちなみに、英語のアルファベットは表音文字なので、字を組み合わせないと意味を持ちません（頭の中で読むことが必要＝左脳が担当。カタカナも同様）。私にとって「漢字」と「感じ」の発音が同じであることは偶然ではないのです。しかし残念なことに、日本の子どもたちは漢字を暗記するだけで、もとの意味や"隠されたメッセージ"は教えられていません。

さらに、この30年間で日本のメディア（とくに雑誌や新聞）に、カタカナ英語が極端に増えました。それは、英語の単語を発音が合っていない、意味がとれない変なカタカナに変えただけのもの。本当の正しい意味は理解されていません。ところが、そうした変なカタカナ英語をたくさん使うほうが賢いと思われているから不思議です。

あるドイツの心理学者がつくった大学生協会によると、読書は右脳を発達させる方法のひとつだといいます。読書をするには、文字を読むことで、脳内でその意味を想像したり、イメージを描いたりすることが必要だからです。それ以外に、この協会が勧めているのは、絵を描く、歌う、踊る、木のおもちゃで遊ぶ、料理をするといった創造的な活動です（結局、100年前の日本人の生活…）。

さらに、この協会のウェブサイトには「何もしない（！）」ことが右脳にいいとあります。例えば、完全にリラックスした状態で、川辺や海辺に座るだけでもいいそうです。しかし、それをしている日本人はなかなか見られません。結果的に、日本人の左脳は伸びていきます……。

4　西洋化と現代の生活

日本の西洋化は教育システムを見てもわかります。軍隊の厳格さを思わせるきちんとした学生服やセーラー服は、生徒がシステムや思想の一部であり、個人主義よりも集団の一員であることの重要さを示しています。もちろん、それにはメリットもあるので裁くつもりはありません。ドイツの10代の少女たちは毎朝、何を着るかで悩んでいます。彼女たちは魅力的でありたいし、服をたくさん持っていることを誇示したいので。日本の生徒たちにこのような悩みはないでしょうが、その代わり、集団への順応性と集団の規律が、個人の自由な思考の発達を妨げます。
いい大学に進学したいのであれば、中学、いや小学生のときから日本の子どもたちの生活は勉強、勉強、勉強ということになります。難関な入試を突破するには、論理と合理的・分析的思考が極端に必要になるため、左脳を過剰に使用しなければなりません。それは、ヨーロッパ人にとっては普通のことですが、右脳を使った直感的思考や全体的な理解に重点を置いた、日本のもともとの学び方とは全く対照的です。

繰り返しますが、それを裁くつもりはありません。しかし、ＩＴ専門家、弁護士、エンジニアなどになるためには、西洋式の思考と学習が必要であり、そのストレスは、ヨーロッパ人よりかなり大きなものになるということです。なぜなら、この種の考え方は、昔から西洋人の細胞プログラムの一部だからです。

日本人がアルゴリズムをある程度勉強したり、ときどきパンを食べたり、ベッドで寝たりしても大きな害にはなりません。しかし、今まで挙げたすべての要因が同時に起こると、日本人の細胞プログラムに想像を絶するストレスがかかります。彼らの細胞が解決策を求めて叫んでおり、自由な時間や自分らしい生き方への要求が爆発的に高まっていることを、私はよく理解できます。自分らしさを探す本が増え続け、多くの日本人がもっと自由に生きることを望み、それを国内でできないなら、その実現のためにわざわざ英語を勉強しています。

あるとき私は、テレビの前で日本男性が「時代劇」を見て、泣きそうになっているのを目にしました。彼の顔はスクリーンに釘付けになり、心の中の何かがその時代とつながっているのを感じました。私はまた、縄文時代に戻りたいと語る日本の知識人にも会いました。日本は70年にわたる極端な西洋化が続き、ようやく何かが間違っていることに気づいたように思います。しかし、まだ誰も、自分たちの「不幸」と「細胞の記憶」との関連性を研究していません。

もし日本の学者や医師たちが、東洋医学に目を向けていたら（とくにアーユルヴェーダ）、今の最悪な状態は避けられたでしょう。残念ながら、明治の学者たちはドイツで実践されていた西洋医学に魅せられて、目が見えなくなっていました。先週、ある医学教授が、日本政府がドイツを教師に選んだのは、当時のドイツが日本と似た社会構造を持っており、頂点に皇帝がいたからだと語っていました。実際、当時の日本人はプロイセン（今のベルリンあたり）の軍服もコピーしており、現在でも学生が着用しています。50年前まで、日本の医師はドイツ語を学ばなければなりませんでした。

私がこうしたことを強調したのは、日本の教育と伝統が西洋化によってどれほど置き換えられてきたかを示すためです。多くの日本人は西洋化されたことを、「戦争に負けたから仕方ない」と戦争のせいにしています。私から見れば、それは言い訳にすぎません。日本の価値観を公立学校で教えるために、文科省は何をしているか？　日本人の細胞を幸せにするために、政府が何をしているか？　そして、日本人はどんな政府を支持しているのでしょうか？

ここでもう一度言いますが、現代の生活は、私たちが持って生まれた細胞プログラムを妨害し、同時に健康を悪化させる要因に満ちています。

その要因を一部だけでも挙げると…

・ＬＥＤライト、または省エネ電球を使う
・パソコンやスマートフォンの画面を長時間見る
・農産物や食品に含まれる化学物質を摂取する
・人工的な合成繊維（衣類のみならず、ベッドシーツ、カーペット、靴まで含めて）に触れる

たとえ私たちが気づいていないとしても、細胞ストレスは私たちの中の「風」を増加させるということです。日本で「五行」の知識が失われたとしても、「風」の危険性は東洋医学のすべての教科書に書いてあります。そして、この「風」の力が増大すると、精神的な病気や急速な老化を引き起こします。

論理的な思考をやめるべきだと言っているのではありません。時計の針を巻き戻し、江戸時代に帰ることはできないのですから……。しかし、日本人は、日本人らしいバランスを保つことが必要です。このバランスについては、次の項でお話ししましょう。

5 左脳と右脳、あなたはどっち派？

先に明かしたように、左脳と右脳には役割（＝仕事）があることがわかっています。逆に言えば、選んだ勉強や仕事が、その部分に影響を与え、成長を促します。私が調べたところによると、これに関する研究が全世界で、もう何十年も前から行われています。ここで、その基本をわかりやすく説明します。

◆それぞれの役割

左脳	右脳
論理的、分析的思考 （脳内のデータバンクを増やすこと）	直感的な理解、 意識の向上
暗記する （ピンと来ないことも含めて）	絵、イメージ、 漢字によって学ぶ
複雑な数学、 アルゴリズム、 IT、AI などの勉強	芸術、武道、 スポーツ、 音楽の勉強
外国語を 日本式に学ぶ	外国語を 自然な方法で学ぶ （会話、漫画などを通して）
データの暗記による 歴史の勉強	ストーリーを 描けるような 面白い歴史の勉強

◆それぞれの発達方法

左脳	右脳
テレビ、ネット動画	自然の中で遊ぶ、 本を読む、 料理をする
頭を使いすぎて、 常に忙しい状態	何もせず、 リラックスして、 鳥の声を聞く
物質的な世界を好む	非物質的な世界を好む
電子音、 人工的な“音楽”	木製の楽器による演奏、 あるいは （その民族にとっての） クラシック音楽
チェス、 コンピュータゲーム	空手、合気道、 瞑想、書道などの 東洋文化

左脳を使いすぎると左脳は発達しますが、同時に右脳が縮小します。

◆何に役立つか

左　脳	右　脳
お金になる仕事を 見つける、 情報を収集する	不正や洗脳、 影響などに気づく
命令どおりに動く、 多数に合わせる	波動をつかむ、 第六感と直感を 発達させる
自分の利益を優先、 利己的な行動	他人まで含めた平和・ 利益・幸福のための行動、 内なる声に従った行動
ラテン系の言語 （ＡＢＣ）を学ぶ	漢字あるいは 行間を読む才能の発達
西洋的な考え方を 身につける	隠されたメッセージを 理解する

こうして見ると、100年前と比べて、日本人はかなり“右脳人間”から“左脳人間”に変わってしまったことがわかります。考えてみると、現代生活のすべてが不自然です。しかし、自然の食品だけを食べ、草履や下駄で走り回ることは、もうできなくなりました。現代の日本において、ある程度は論理を使用し、西洋的な方法で学習することは仕方ありません。離島の漁師でさえ、生活のために船舶免許が必要で、それを取得するには勉強しなければならない時代です。ただ、左脳の使いすぎが問題だということです。

右脳がより発達して生まれてくる人もいれば、左脳が生まれつき優れている人もいます。左脳人間はエンジニアや弁護士になれば、成功する可能性があります。それは、それでいいのです。右脳人間は、音楽、執筆、芸術などを通じて幸せになれば、何も問題ありません。しかし、国民全体が無理に左側に追いやられるならば、何千年も前から右脳が発達していた民族としての細胞プログラムはおかしくなるはずです。日本人は幸福を取り戻すために“反対運動”が必要です。

あなたが最後に本を手に取ったのはいつですか？　いつ、一人で森や海辺を歩きましたか？　あなたが右脳のための職業に魅力を感じるならば、無理に反対の道を選ばないほうがいいでしょう。

次の職業は右脳の人に最適なものです。同時にこれらの仕事は、右脳を発達させるのに役立ちます。

- **看護師、介護士、保育士、サービス業**
- **農業、漁業、植物栽培業**
- **アーティスト、スポーツ選手、作家、占星術師**
- **マッサージ師、鍼灸師**
- **カウンセラー、コンサルタント、健康アドバイザー**
- **旅行ガイド、薬草・お茶・アロマセラピー＊の専門家など**

＊残念ながら、日本ではアロマセラピーが間違った方法で教えられています。受講生は欧米の３００種以上ある植物の名前を暗記したら、免許証をもらえます。それは直感あるいは全体的な健康法とは全く別物です。また、その国の人独特の問題に合わすような使い方ではありません。

これらの職業に必要なのは、直感、ひらめき、相手に共感する能力などです。日本人は昔から、素晴らしい感覚と発達した右脳を持っているので、そうした分野の職業に就く運命にあるといえるでしょう。

今、世界中で精神的な健康が悪化しており、その改善に対応できる能力が一番求められています。日本人はすでに、武道、指圧、レイキ（ドイツ人は霊気治療が大好き！）、内観、禅、食べ物（寿司など）の分野で高い評価を得ていますから、先に挙げたようなスキルを身につければ、海外で役立てることは簡単です。

つまり、無理に海外を真似するより、すでに持っている日本のいいところを世界に提供すること。それが日本人にとっても、世界中で悪化しているメンタルヘルスの状況にとっても、一番必要なことです。

目覚めよう、日本人！

あなたが歩いている道は、今のままでいいですか？

第3章

日本の実情

1 細胞の最終手段

メンタルヘルスについての教育的な活動を行うときに、ドイツと違って日本では、正しい情報の不足という壁にぶつかることがよくあります。その理由は3つ。

1　欧米と違って、日本では製薬会社が商品ごとの売り上げといった詳しい情報を公表していない。

2　厚生労働省が現状の一部しか把握していない（例えば、うつという社会的な大問題を、最近まで深刻な病気として捉えていなかった）。

3　日本人は悩みを人に話す習慣がない、もしくは、気づいても専門家に助けを求めない傾向にある（これは何人かの医師と同意しました）。

こうしたことが、日本人のメンタルヘルスをさらに悪化させていることがわかります。私がとくに驚いたのは、10代～30代の死亡原因の第1位が自殺だということです。その上の40代でも死因の第2位であり、全体を併せて見ると、ガンと同じ高い死亡原因ということも驚きに値します。

厚労省のサイトによると…

年齢階級	第１位 死因	第２位 死因	第３位 死因
10～14歳	自　殺	悪性新生物	不慮の事故
15～19歳	自　殺	不慮の事故	悪性新生物
20～24歳	自　殺	不慮の事故	悪性新生物
25～29歳	自　殺	悪性新生物	不慮の事故
30～34歳	自　殺	悪性新生物	不慮の事故
35～39歳	自　殺	悪性新生物	心疾患
40～44歳	悪性新生物	自　殺	心疾患
45～49歳	悪性新生物	自　殺	心疾患
50～54歳	悪性新生物	心疾患	自　殺

厚生労働省「令和４年　人口動態統計月報年計の概況」より抜粋

しかし、こうした公の数字は氷山の一角に過ぎません。日本では未報告のケースが山ほどあるため、実際の毎年の自殺数は４万８千件以上であると、人間環境大学のアダラーコリンズ教授は言っています。

東京都内では、日常的に人身事故でどこかの電車が遅れたり、止まったりしていますが、他の大都市でも同じような問題が起きているでしょう。ホームの一番端に鏡がかけてあったり、別のところでは「飛び込む前によく考えましょう」といった文章があったり、地下鉄内にも「いのちの電話」のホットラインが書かれていたり、国がどう対策すればいいかわからない時代です。

◆精神神経疾患治療剤市場規模

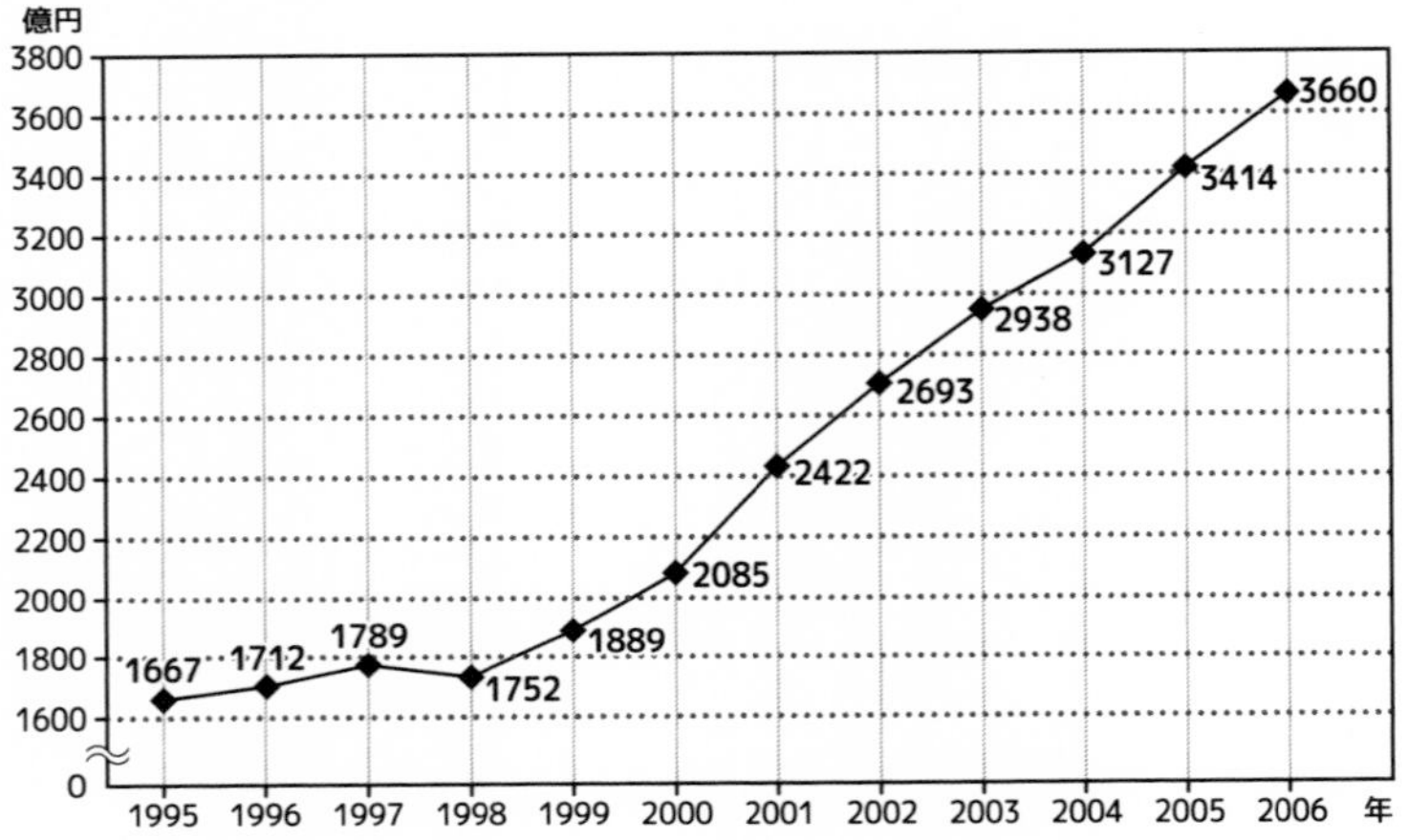

◆各種向精神薬市場規模推移

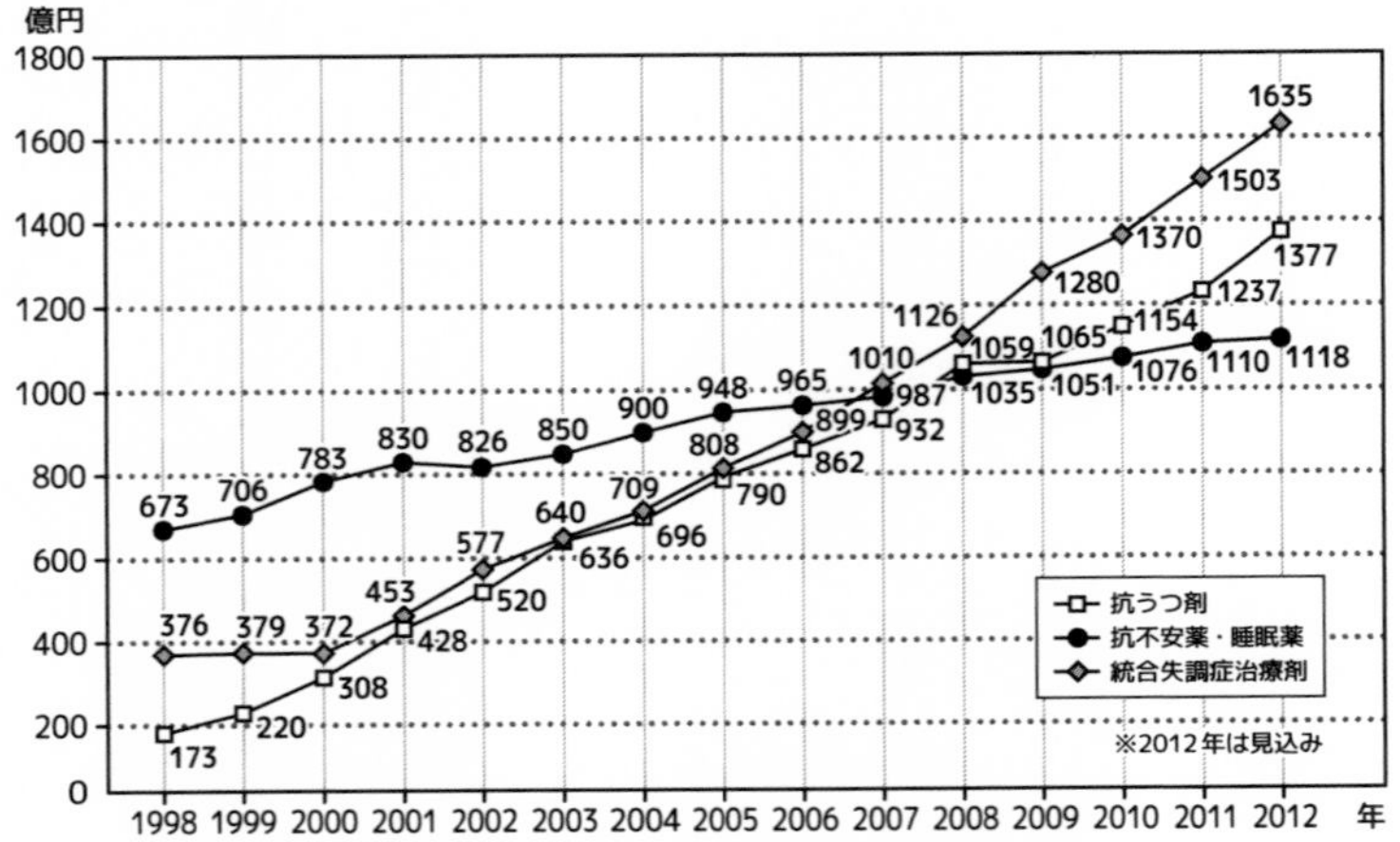

※富士経済「医療用医薬品データブック」

うつや不眠症が増加していることは、ネットで調べれば誰でも明らかにわかります。それ以外にも、ひきこもり、ＡＤＨＤ（注意欠陥・多動性障害）、不安障害、パニック障害、神経症、人生に疲れ果てるといった様々な不幸の状態があります。不思議なのは、それらに関する本がものすごく増えたにもかかわらず、問題がますます大きくなっていることです。日本人のメンタルヘルスがどんなに悪化しているかは、自殺の統計だけではなく、向精神薬の市場規模の増大を見ても明らかです。

毎日、通勤する人たちの顔をよく見てください。人生にくたびれた不幸な表情の人が多いと思いませんか。いずれにしても、精神と心に関する症状や病気は、これからもっと増える見込みです。一体どうしたらいいのでしょうか？

2　メディアの弱点

この本のドイツ語版はすでにベストセラーになっていますが、それを書くにあたり、詳細な説明は不要でした。それは、ヨーロッパ人が日本人より理解が早いという訳ではなく、東洋医学のことはすでに一般知識になっているからです。日本の医師のほとんどは、アメリカ式西洋医学に基づいて診断しています。「手当て」は治療という意味なのに、患者を手で触るような治療は見当たりません。一方、ドイツの医師の15％以上は鍼の免許を持っており、500～600人はアーユルヴェーダを勉強して治療に使っています（ヨーロッパを合わせると約2千人）。

ここでヨーロッパと日本を比較するつもりはありませんが、そういう環境に生まれ育った読者の皆さんに本書のメッセージと内容を理解してもらうため、日本人がどれだけ一方的な影響を受けているかを伝えるべきだと思いました。

その理由は2つ。

1つはそうしたことに詳しい人によると、日本の医師会と製薬会社のロビイストがどこより影響力を持っていること（これは日本だけの問題ではありませんが）。

2つめは、日本のメディア（とくに雑誌とテレビ）は大手企業の広告で成り立っているため、それを批判する報道をしたくないということ。

欧米では当然の事実として知られていることの1つに、日本の無農薬の基準はEUよりはるかに緩い（=企業の味方）ということがあります。例えば（ネオ）ニコチノイドについては、アレルギー、アトピー、喘息などを発生することが知られており、ＥＵでは使用禁止です。一方、日本ではいまだに使われているだけでなく、そうした害についてメディアが一切触れません。それは、大企業が広告を出しているからでしょう。同じように、有害な製品（電子レンジ、スマートフォン、食品添加物など）の危険性についての情報が、日本のメディアでほとんど取り上げられていません。

ホメオパシーという代替医療をご存知でしょうか？　これは２００年前、ドイツのハーネマン博士によって開発されました。ある病気は、その病気と同じような作用を持つ物質を投与することによって治療できるというものです。ドイツにはホメオパシーの資格を持つ治療家が1万人以上いることを見ても（その中の３分の１が医師）、この療法に対する信頼度が極めて高いとわかります。英国の王室は何代にもわたってこれを使用しており、定期的に報道して国民に勧めてきました。

今日、ホメオパシーは世界中のほぼすべての国で実践されています。インドの保健省で２００５年に行った統計によると、ホメオパシーはアーユルヴェーダよりも人気のある代替医療です。スイスでは、国の保健制度が適用されています。

なぜそれが日本では、医師会によって禁止されているのでしょうか？　ホメオパシーが普及して、製薬業界の売上が落ちることを恐れているのか？　そのために製薬業界が陰で糸を引いているのでしょうか？　医師会、病院、医学系の大学、研究機関に影響力を持ち、多くのメディアに広告という資金を提供している彼らは、国全体を洗脳するために、「証拠」や「科学」という言葉を都合のいいように利用しているとしか思えません。

あるとき、私は東京のメンタルクリニックの精神科医に面会に行きました。その待合室で、うつ病と不眠症に関する情報が書かれたリーフレットをいくつか見つけました。その中には、わかりやすくマンガを用いて説明しているものもあり、この医師が患者を教育しようとしているのを見て嬉しく思いました。

しかし、最後のページで薬が勧められているではありませんか。本来なら、自分で自分を助ける方法が紹介されるべきなのに……。奥付を見ると発行者の欄に、向精神薬を製造する大手製薬会社の名が……。後で知ったのですが、私の面会相手は最大で15分患者と話して、錠剤やカプセルを処方するということでした。

また最近、ある心理士協会と連絡を取りました。そのホームページを見ると、数百人の会員がおり、顧問は有名大学の教授で、かなり誠実そうに見えました。そこで私は講師として、会員向けのセミナーや教育的なサービスを提案したのです。最初、彼らの態度は親切でしたが、私のメソッドが西洋医学でないとわかった途端に断ってきました。よく見ると、大手製薬会社がスポンサーになっていました。

同様のことは、最近ドイツでも起こり始めています。大手製薬会社は特定の大学のスポンサーになっており、その見返りに研究データが得られることを期待しています。もちろん彼らは後に医師となる学生たちに信頼され、良いイメージを持たれることも望んでいます。

私がこれを書いているのは、腐敗したシステムを批判するためではありません。それを私よりもうまくできる作家は他にいます。ただ読者の皆さんに知ってもらいたいのは、経済や利益を優先する国では、その国が産業によってコントロールされていると、なかなか「真の情報」を得られないということです。テレビや新聞はもちろん、日本語のウェブサイトで、中立的かつ有益な情報を見つけるのは難しいでしょう。こうしたことに関心がある方はぜひ、英語のウェブサイトで世界の幅広い情報から探すことをお勧めします（必要であれば自動翻訳を使って）。

東洋医学に反対する日本の医師の大部分は、「科学」と「証拠」に基づいていない治療法や医薬品を信頼してはいけないという教育を受けています。

しかし、ドイツや他の国では違います。その代替的な方法が「経験」と「伝統」に基づいているならば、政府はその使用を認めます。言い換えれば、鍼《はり》、アーユルヴェーダ、ホメオパシーといった療法が何千年もの間、首尾よく使用されてきた歴史があれば、拒否する理由はないという考えです。

もちろん、医薬品ロビイストは法的条件を変えようと働きかけますが、政府は承認しません。メディアは読者の味方ですから、鍼やホメオパシーで回復した症例を報道します。その結果、ドイツの薬局で購入できる医薬品の約3分の1は自然薬品です（睡眠薬、風邪薬、解熱剤、下剤など）。日本では、これらの99％が化学薬品ではないでしょうか。

そして、日本の国民がメディアや医師から、こうした有益な情報を得るチャンスはほとんどないと言っていいでしょう。もし自然薬品（とくに漢方薬）を使おうとしても、それらは非常に高価で、種類も限られているため購入が難しく、長く続けて用いることは難しいのが現状です。

3　証拠に依存する科学

前にも述べたように、日本の現代教育は、西洋式の論理的なやり方に基づいています。今の日本人は余りにもそういった考え方に慣らされてしまって、自然から学ぶような教育からどれほど逸れてしまったか気づいていません。

明治までの日本人は、納得できたら、あるいは智恵から生まれたならば、その知識を受け入れていました。今みたいな証拠、証明、エビデンスなど必要ありませんでした。これらは、あくまでも西洋的な考え方です。そして、いくら部分的な証拠がたくさんあったとしても、全体像を把握できなければ、人間や地球への影響が見えなくなるのです。だから、科学的な証拠が必ずしも正しいとは限りません。

例えば、現代の母親たち向けに「子どもにいい食品」というガイドラインを作るため、厚生労働省はお金と時間をかけて、納豆や漬物などのエビデンスを作成する研究を行いました。それらを何百年も前から食べ続けてきて全く問題がないのに、本当に研究が必要だったのでしょうか？　歴史が証明しているなら、それで十分ではないでしょうか。
考えてみると、現在、話題になっている生活習慣病の半分以上は、食生活の西洋化が問題です。ようやく厚労省がそれに気づきましたが、厚労省が推奨している栄養科学は西洋的な証拠に基づいているため、日本人にとっては「諸刃の刃《やいば》」といえるのです。

ですから、日本の皆さんが「エビデンス（証拠）」という言葉に出くわしたときは、くれぐれも注意してください。「エビデンスに基づいた医学」は、日本では新しい概念です。明治以前は存在しませんでした。日本がアメリカ化された結果として（悪口を防ぐために西洋化と言いましょうか）、科学的研究によって効果が証明されない限り、医学的治療や製薬が認められないようになりました。
しかし、あなたのおばあちゃんはどうでしょうか？　胃の痛みや疲れをとるために「梅干し茶」を飲んでいたとしましょう。それが効果的だったとしても、科学的に証明されない限り、日本の医師は厚生労働省とのトラブルを防ぐため、口頭でもそれを勧めないでしょう。

確かに、法的な制限やガイドラインがなければ、普通の水を薬として売ることもできます。すると無防備な一般市民は、詐欺師にとって格好の標的になる可能性があります。ゆえに「エビデンス」という考え方は、最初はいいものだったかもしれません。しかし、製薬業界がその利点を悪用していることも考えられます。

新薬の有効性や自然療法のエビデンスを提供するには数億円の費用がかかるため、中小企業ではなかなかできません。したがって、大企業だけが莫大な研究費をかけて公の承認を取得し、その後は投資額を確実に取り戻すために動きます。その活動の中には、法律を変えるためにロビイストが政治家に賄賂を払うという行為も含まれるでしょう。

これは日本だけではなく一般的な話です。しかし日本は、国民の健康と福祉より経済が優先される国なので、私の見解によれば、大衆は他国より操作されています。これが他国に比べて、日本人が代替医学や自然療法の情報を得られにくい理由だと考えています。

もうひとつの問題は、証拠の提示とは、目に見えるもののみ可能だということです。目に見えないものは、「証拠に基づく医学」によって証明することは不可能です。例えば、ホメオパシーの薬（活性物質）は、ごく薄く希釈されているため物質の存在を測定することができません。したがって、現代科学の“目”には見えず、ゆえに、日本政府はホメオパシーを承認していません。

本書で説明する東洋医学の考え方には、直接的な、あるいは科学的な証拠は余りありません。しかし、その概念をひとつも疑う余地がないほど理論的な「証拠」を、山ほど揃えました。ここまで読んでくださった方は、もうおわかりでしょう。東洋医学の「風」という概念によって、世界の数億人が健康を取り戻したという実践結果が何よりのエビデンスになると思っています。

4 「心」のない医学

「**健全な肉体に健全な精神が宿る**」と昔から言われます。言い換えれば、精神的に何かが起こると、次に体が傷んで病気になる。もしくはその逆で、何かで肉体的な元気がなくなると、次いで心が苦しんで不調を起こす、ということです。

「心身症」という日本語は、ギリシャ語のPsycho-somatic（プスィショ－ソマーティク）からの造語で、「精神（元の意味は魂）＋体の両方にかかわる病気」を意味しています。ただし「心と体」というより、「心の病から生まれる体の病気」ということです。ショックによって胃潰瘍を発生したり、仕事の不満が高血圧や不眠を招くといった流れです。

この発見自体は西洋医学にとって非常に素晴らしいものですが、東洋の伝統医師たちは、それを5千年前から知っていました。ようやく西洋医学が、我々の体だけでなく、心の状態も診てくれるようになったということです。しかし、実情はどうでしょうか？

現代のアメリカのPsychology（サイコロジー＝心理学）は、人の心や魂に注目せず、ほとんど生化学になっています。つまり、脳内で行われている活動、あるいは向精神薬で調整できる分野だけのことを扱っています（向精神薬の売り上げは相当なものです）。Psycho-somaticは、人間の不幸や心の病に関する体の障害を表していますが、現状では、心の問題が社会にも医者にもほとんど注目されていません。西洋の精神医学は、語源であるギリシャ語の元の意味（魂まで含まれる）から遠ざかってしまったのです。

日本語の「心身症」という用語は、「心」という漢字が病気の原因を示していますが、やはり実情は違うようです。アメリカを真似て、脳や神経の研究に基づいた科学になってしまいました。

しかし、日本の医師が決して、患者の心の調子を構わないということではありません。今までの多くの付き合いから判断すると、みな利益より良心によって、患者さんたちを診ています。もし自分が選択するなら、ドイツより日本の医師にかかりたいと思うでしょう。

問題は教育です。彼らは、患者を全人的に診断することを学んでいません。日本人の心の不調が悪化してきたのは30年ほど前からなので、教育が追いついていないのです。しかし、患者さんに具体的で実用的なアドバイスを1つか2つだけでも提供できたら、ずいぶん違ってくるはずです。

私は「風」に関する診断法をいろいろな国で、長年教えてきました。その受講生である医師たちから、結果どうなったかをこの本の最後に発表してもらうので、楽しみにしていてください。

ではここで、WHOが健康についてどう発表しているか見てみましょう。左記が公式の定義です。

World Health Organization

Health is a state of complete physical, mental and social well-being and not merely the absence of disease or infirmity

「健康とは、病気でないとか、弱っていないということではなく、肉体的にも、精神的にも、そして社会的にも、すべてが満たされた状態にあることをいいます」（日本WHO協会訳）

つまり、体に問題があることだけが病気ではなく、「不幸な人生＝病気」という概念を提唱しているのです。しかし、そうであれば、精神科の医師たちがなぜ不幸な状態から脱する手当てをしてくれないのか、という疑問を、多くの患者が持つはずです。

長引く不幸は不健康であり、人生に疲れているのは障害であり、元気と喜びの欠如は不自然です。どうして、それが西洋医学で治らないことを誰も気にしないのでしょうか？　西洋医学で治らないなら、なぜ別の方法を探そうとしないのでしょうか？

私は世界中の数え切れないほどのクライアントに相談された中で、彼らすべてに共通したひとつの点を発見しました。それは、自分の人生ではない道、あるいは自分と合わない道に逸れてしまった人が、いずれ健康を悪くしたことです。反対に、自分の仕事を楽しむ人、人生の中で自分の行路を見つけた人は、めったに病気になりません。

すべての人生が貴重です。あなたもある理由のために、この世界に来ました。宇宙や神様（宗教ではなく）は、あなたを特定の目的のために選びました。それを見つけることが大切です。私たちが本来の人生行路から逸脱すると、消費社会で人工的な幸せを探すようになります。すると、さらに道に迷い、自分自身を見失い、その過程で精神的に弱り始めて病気になります。これが病気の原因のひとつだと、昔の伝統医師が教えてくれました。それは西洋医学よりずっと前のこと……。

5 西洋医学の泣き所

人間の心は外からは見えないうえに、非常に複雑であり、正確な診断は不可能に近いと言っていいでしょう。したがって、目で見えるものしか扱わない西洋医学で治しにくいのは当然です。

一番厄介なのは、精神的な病気は、体のように診断機器を使って測定できないこと。骨折や腎臓結石であればレントゲン写真に映せますし、ガン細胞は電子顕微鏡で観察できます。しかし、私たちの心の中で起きていることは、最新機器を使っても見ることができず、数値で表すこともできません。西洋医学が壁に突き当たる大きな理由がここです。西洋医学は、現代科学技術の上に成り立っているため、目で確かめられるものしか信用できないのです。

西洋医学にも心理学という専門分野はありますが、患者さんの心を診るには、時間をかけて丁寧に問診を行う必要があります。しかし、現実では最大でも20分ほど診察し、病名をつけて薬を処方して終わりというケースがほとんどです。専門家による心理カウンセリングもありますが、全人的な見地で行われているでしょうか？　症状や表面的な問題だけに注目するのではなく、患者さんの性格や本質が理解されているでしょうか？

ドイツやスイス、オーストリアなどでは、それがずいぶん改善されました。ドイツでは、患者さんに座禅を教える心理士を知っていますが、他にも大勢いるでしょう。心の病は、その人に憑依している霊が起こすのではないかと結論づけている専門家もいますし、難しいケースを霊祓《れいはら》いに回す専門家もいます。彼らはそうした知識のほとんどを、東洋医学とその叡智から取り入れました。(↓心の病と霊についての詳細は拙著『病因は霊だった!』をどうぞ)

ちなみに、多種多様な精神的な病気が増加しているのは、ドイツ、日本、アメリカなどの先進国だけではありません。アジア諸国も速いスピードで追いついて来ています。5～6年前にドイツのある新聞で面白い記事を見つけました。20年前まで台湾では、精神的な病気は事実上余り知られていませんでした。しかし、現在では西洋の生活スタイルの普及や、価値観の変化に伴って、精神分析医やカウンセラーの需要が高まっているといいます。日本と同様に、伝統的な価値観が物質至上主義に取って代わられ、人々は心の平和より利益を求めるようになったという結果でしょう。

今の日本では、非常に多くの人が精神的な問題で苦しんでいます。それが放置されると、やがては体の問題に発展していきます。私は前述のとおり、その解決策を世界最古の医学であるアーユルヴェーダに見つけました。「風」を減らすことで、患者がどのように回復するかを数え切れないほど見てきました。

いずれにしても、こうした精神的な世界が、科学理論で解明できないために存在を認められないというのは、私から見れば全くもって阿保らしいことです。「風」の知識があれば、個々の心身症（うつ、不眠、神経障害、ＡＤＨＤなど）についての対策を１つ１つ考えなくても、一気に健康を取り戻すことができます。つまり、この方法を知れば、誰でも自己治療ができ、加えて周囲の人のための“癒し師”になれるのです。

では次に、東を見てみましょう。

６　東洋医学の価値が勝ち

日本語の「神経」という言葉に「神」が使われているという事実が、我々の精神がどれだけ神（または古代ギリシャ医学の「魂」）とつながっているか、昔の日本人はよくわかっていたことを証明しています。この洞察をさらに深めると、「内なる神」あるいは「神の道」から遠ざかった生き方をするほど良い結果は得られないことがわかります。それは、「神経痛」という病名がよく表しています。日本に昔からある叡智は、なんと素晴らしいものだったでしょうか。

このように述べても、東洋医学を見直そうと考える人は少ないかもしれません。そこでドイツの医療を見てみましょう。ドイツの医療は高度な西洋医学だと信じている日本人にたくさん会いましたが、実は、ドイツ（そしてスイス）の医師の約3分の1は、東洋医学と健康法の知識を持っています。こうした東洋医学への関心が高いのには2つの理由があります。

(1) 東洋医学の利点は医療専門家だけではなく、ほとんどの一般の人に知られています。多くの西洋医学による"不治の病"が、東洋の代替医療で回復した、少なくとも緩和されたという成功物語が山ほど紹介されました。したがって、ドイツにおいては、東洋医学での全人的なアプローチ法について議論の余地がないほど信用を得ています。

(2) ドイツでは、西洋医学しか提供できないクリニックは患者を失います。東洋医学の知識を持つ医師及びクリニックが圧倒的に好まれるのです。激しい競争の中で生き残りたいなら、西洋医学以外の知識と療法を身につけるしかありません。

という訳で、ドイツの医師の約15％は鍼の免許を持っています（日本にもこうした競争があったら、どんなに素晴らしい治療法が提供されることでしょう）。

ここで、ひとつ笑い話を披露します。

ドイツで教育的な活動を行うとき、私のその知識、あるいはそれに関する内容のすべては日本で学んだものだと思われています（長く日本に住んでいたことを、みな知っているので）。ドイツ人にとって、日本といえば東洋叡智の“メッカ”であり、指圧やレイキ、座禅などを日本から取り入れました。

ですから、今の日本では、昔の叡智と伝統医学が完全に西洋医学に置き換えられたと言っても、誰も信じません。それどころか「悪い冗談だろう」と言われたことも！　仕方がないので、それらの知識が日本でまだ生きていることにするしかありませんでした…。

こんな話をしたのは、私は、日本人が昔から持っている価値観を再発見してほしい、他国にはない有利点と素晴らしさに気づいてほしいと願っているからです。そしてアメリカばかりではなく、ドイツ、スイス、オーストリアなどからも学んでほしいと思います。これらの国（とくにドイツ）は、アメリカと違ってマーケティングと消費化が下手かもしれませんが、実用的に考えています。

つまり、東洋医学や東洋の叡智がいくら面白くても、ドイツでは実用性がなかったり、治療に使えなかったりするものは取り上げません。その代わり、直接的な証拠（エビデンス）がなくても、それを裁かず、まずチャンスを与えよう、昔からの効果があればまず信用しよう、患者さんの言い分も聞いて提供してみよう、という立場でいます。

そうした姿勢が参考になると思いますが、一方で、こういうことも言えます。日本人は事故や災害が起きた場合、国のせいにする癖があるので、厚労省はもしかして、一番安全で一番クレームのこないエビデンスベースの医学しか提供できないのではないかと……。

7 ガンについての一考

現在、一番恐ろしい病気は、ガンだという意見が多いでしょう。確かにガンは生死を左右する病気で、なかには完治できない種類もあります。しかし、そのガンでさえ、心とのつながりをよく見るべきです。

人間の体内では、毎日ガン細胞が発生していると世界中の研究者が明らかにしています。そして人間にもともと備わっている免疫システムのおかげで、毎日このガン細胞を排除しています。したがって我々をガンから守るのは、強い免疫システムしかありません。それを心の病によって弱めたらどうなるか、説明する必要もないでしょう。

慢性的な不幸やストレスで免疫システムが弱まることも、世界中の科学者が明らかにしました。厚労省の統計によると、日本人の２人に１人がガンにかかるという現在、いつ、あなた、もしくはあなたの周りの人がガンにかかるかは時間の問題です。そうしたガンへの恐れがまた免疫システムを弱めます。「ガンです」という診断結果を告げられた人に、急性の心身症は付き物です。たとえあなたではなくて、家族の中の誰かがガンになったとしても、家族全員がショック状態に陥ってしまうでしょう。それはお葬式まで続きます（昔と違って、世界中の若い人が心身症とともにガンになる時代です）。

この間、郵便局であるチラシを見つけました。それには大きい字で「日本の２人に１人が…」と書いてありました。やっとみんな気づいたのか、やっと誰かがガン予防運動を起こしたのか、と思ったらそうではなくて、ただの「ガン保険」の宣伝でした。つまり、解決より商売ということ…。

さて、それは措いておいて先に進みましょう。私はガンの専門家ではありませんが、スリランカに自然治療センターを開いていた当時、訪れた患者さんの中にガンと闘った女性が何人かいました。彼女たちは、抗ガン剤治療で体に残った化学物質を解毒し、充電するためにやって来たのです。

そうした人たちとの深い話を通して、私は共通点を見つけました。例外なしに、みなガンが発生する前に「怒り」を抱えていたのです。夫に腹を立てていた人がいれば、家族に対して怒っていた人もいたし、結婚生活が嫌になったが、子どもがいるために離婚できないとイライラしている人もいました。

日本では、ある中年男性がガンの宣告をされたとき、「よかった、これでゆっくり休める…」と言ったという話を専門家から聞きました。それがひとつの例外ではなく、そうした人が一定数いるということです。

前にも書いたように、病気は体からのメッセージです。そのメッセージから学んで人生を変えるか、死ぬか――。つまり、ガンによって人生の分岐点に立たされたのです。しかし、細胞がこの最終手段をとる前に、何らかの手を打つべきではなかったでしょうか？　細胞はもっと早い段階から必ず、警告サインを送ってきます。それを無視しつづけた結果が、ガンという最終通告になってしまったのです。

ところで､つい最近､日本のガン研究でわかってきたのは､発生する前に体内の「酸」レベルが上がることとです。つまり、高い酸性とガンとの関係が明らかになったのですが、この発見で一番喜んだのはもちろん製薬会社でしょう。酸を減らす薬を作って儲けるチャンスができたのですから。

しかし、ここで言いたいのは、この高い酸度がどこから来るか、誰も考えないことです。ストレスやイライラが多いと、私たちの体は酸性に傾いていきます。ですから酸が高い原因は、おそらく人生そのものにあります。夫婦円満であったり、仕事が大好きだったりする人は､胃潰瘍（高い酸で発生する病気）にはならないでしょう。

私がガンにかかっている人10人以上をカウンセリングした結果、必ず不幸なこと、心に不調があること、そして抑えた怒りがあることがわかりました。それに早く気がつけば、つまり人生の問題をすぐに解決すれば、ガンにかかる確率を下げられるということです。ガンだけではなくて、病気や不調のすべては免疫系が弱まることによって起こります。免疫系を弱める第一の理由は､細胞のストレスです。つまり、細胞のプログラムに逆らうことが、第一の病因なのです。

8 因果による回復法

あるとき香港で、世界的に有名な事件が起こりました。インド人の両親を持つアニタ・モリジャニさんは、40歳ごろにガンを患いました。そこで、彼女はインドや中国に行き、漢方薬や代替療法など、あらゆることを試しました。しかし、一度は良くなりましたが、最終的にはガンが再発してしまいました。

彼女の体は転移だらけになり、人生最後の数週間は、香港にある大きな病院の腫瘍科で過ごす以外に選択肢はありませんでした。アメリカから彼女の家族が到着し、全員で葬儀の準備をし……。

しかし、そこで予期せぬことが起こったのです。アニタは肉体から抜け出し、自分の魂と出会いました（彼女には、20メートル先の部屋で医師たちが話している内容が聞こえたといいます）。そして、自分の人生や人生の選択を常に他人に合わせてきたことに、初めて気づきました。彼女には選択肢が与えられました。“向こう側”（＝死）に行くか、それとも戻って本来の運命に従って生きるのか。彼女は後者を選択し、再び自分の体に入りました。

それから１週間もしないうちに、彼女は普通に話したり、冗談を言ったりできるほど元気になったといいます。そして医師たちに、遠く離れた部屋で彼らが密かに交わしていた内容を話すと、医師たちはショックを受けました。どうして、それを知ることができたのか？　３週間後（！）、アニタは健康な状態で退院しました。医師たちは奇跡を目撃し、この症例を証言することに同意しました。アニタが自分の人生の変化について書いた本があります（『Dying to be me』）。この本には彼女を診たガン医療専門家による報告が含まれています。

細胞の最終手段は、病気になることです。私たちが人生や運命の真の目的から余りにも逸脱しすぎる場合、または、余りにも長く細胞プログラムに反した生き方をしている場合、内なるインテリジェンスが私たちを目覚めさせに来ます。最初はストレスや生活上の小さな問題を引き起こすという穏やかな方法で。次に、暴力を含むより厳しい方法で。それはガン……。

６年前、65歳の日本人チェロ奏者に会ったとき、こんな興味深い話をしてくれました。彼が55歳のとき、医師からガンが進行段階にあると宣告されました。希望がなかったため、彼は仕事を辞め、人生最後の数ヶ月を楽しむためにヨーロッパへ旅立ちました。

その途中でスコットランドに寄ると、たまたま自然の健康を促進するNPOフィンドホーン財団のことを聞いたので、そこへ向かいました。すると、こんなことが起こりました。ワークショップが終わると、ある女性参加者がまっすぐ彼のところに来て、ハグをしてくれたのです。彼女が溢れるような愛をもって抱きしめたので、彼は赤ん坊のように泣き始めました。数分間続きました。そして安心し、満足した彼は、最終検査を受けるために東京に戻りました。そうしたら驚いたことに、ガンが消えていたというのです！

私が、この症例についてドイツの医学雑誌に長文の記事を書くと、多くの賛同と感謝のメッセージが送られてきました。


人生には、あらゆる可能性があり、天国への道は複数あります。ただし、重要なのは、気がついたら「**リセットする**」こと、つまり「**内なる自分と再びつながる**」ことです。自分が歩むべき真の道に戻らなければ、あなたの人生には何の価値もないと言っていいでしょう。口座にどれだけお金があっても、向こう側に持っていくことはできないと覚えておいてください。手遅れになるまで待ってはいけません。今すぐ始めましょう！

第4章

リセットに救われる

1　不幸なことはメッセージ

ウィーンに住むハンスさん（当時57歳）は、仕事をクビになってから急激に落ち込んでしまいました。この歳になって、もう次の勤め先は無理だろうと…。失業管理事務所は再訓練を勧めましたが、断りました。何もやる気がなくなり、パートナーとも別れて、一人になり…。お酒を飲み始めると、ますます調子がおかしくなり、重いうつに陥って、３ヶ月後にロープで自ら命を絶ちました。

天井からぶら下がる死体を発見した人から、この話を聞きました。私は驚きませんでした。ショックによって、うつに陥ることはよくあります。例えば、信用した人に騙されたとか、全財産を失ったとか、ガンが発見されたとか、愛する人が突然亡くなったなど。

そうしたことが起こると、力がなくなり、急激に不安が増加して、不眠症が慢性になります。ここからうつに陥るまではわずかなステップです。頭で処理できない経験が次々に起こり、気が小さくなり、生きる力が弱ると、そうした精神状態を周りの霊がすぐに察知して飛んできます。弱った人は霊の格好の獲物です。そして、憑依した霊が落ち込んだ気持ちをさらに強め、やがては“向こう側”に招きます。なぜならば、その霊も自殺したからです。

問題は、不幸（あるいは事故、病気など）の受け入れ方です。悪い出来事が、結果的に良い出来事だったことが、そのときには見えません。「あの会社をクビにならなかったら、最適な勤め先が見つからなかった」「病気にかかって入院したおかげで、人生を見直して再生できた」など、後から人生を巻き戻すと、ようやく見えることがあります。

そういう話を山ほど耳にしました。飛行機や船に遅れたせいで、その便の大惨事から免れたという話が数え切れないほど記録されています。「悪い」ことが起きると、まずネガティブな反応が生まれます。自分は負けた、大失敗した、もうダメだ、助からない、おしまいだ……。

とくに日本では「負けることは恥ずかしい」という教育のおかげで、みんなそう思うでしょう。しかし、病気や不運は、神々（＝宇宙の叡智）からのメッセージで

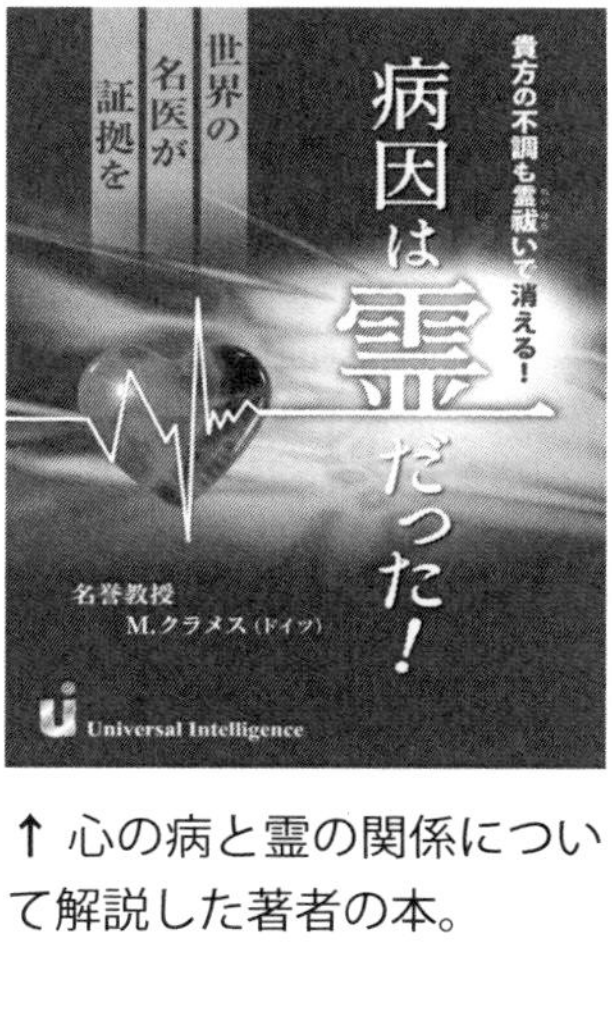
貴方の不調も霊祓いで消える！
世界の名医が証拠を
病因は霊だった！
名誉教授
M.クラメス（ドイツ）
Universal Intelligence

↑心の病と霊の関係について解説した著者の本。

す。「このまま続ければ、もっと不幸になる。あなたの使命から遠ざかっていますよ」という……。

ですから、ショックなことが起きてもそれを善悪で判断せず、まず天からの暗示を正しく読み取ることが先決です。（これは宗教と全く関係ありません。新興宗教は人の不幸を利用するケースが多いので気をつけましょう）

2 人生行路の様々な邪魔

もうひとつ、人生で起きる大きなショックに「虐待」があります。親からの必要以上の厳しい“躾《しつけ》”、または家庭内暴力を受けることで、大きな心の傷を負うことがあります。「虐待」は、細胞プログラムにとって非常に危険な毒です。しかし、有名人の人生を見てみると、虐待された人が比較的多くいることをご存知でしょうか？　あのベートーヴェンやモーツァルトも、虐待の被害者でした。そして、マイケル・ジャクソンやティナ・ターナーも。何かが彼らの才能を止めようとしているかのように――。

しかし“敵”が現れるということは、その才能が認められたということです。あなたの足を引っ張ろうとする人が多ければ多いほど、あなたの人生が重要だということです。コンピュータを指定以上の強い電流につなげると、故障したり、保存されているデータが失われることがあるでしょう。私たちの細胞も同様で、大きなショックを受けると、思考や判断がおかしくなってしまいます。しかし、そこですべてを投げ出したり、諦めることはありません。

何が起こっても、一度、立ち止まってください。そして、他人にあなたの内なる灯りを消させないで。光と夢を絶対に手放さないで――。

なぜなら、不幸な出来事には必ず何らかの暗示が含まれており、それを違う視点で見ることが必要だからです。そのとき、自分ひとりで悩むより、リセット方法を知っているカウンセラーが手伝ってくれれば、解決は早いでしょう。日本では病院に行くと、睡眠剤や抗うつ剤といった向精神薬を処方されます。一時的に楽になるかもしれませんが、それで解決できるでしょうか？

考えてみてください。あなたのコンピュータがおかしくなって、どんなキーを押しても反応しなくなったら、どうしますか？　まずコンピュータをシャットダウンして、電源を切り、５～６分待って（リセットして）、再度、電源を入れるでしょう。

つまり「ゼロ」に戻すことが、人間にも同じように必要です。

私たちの細胞が抗議していることに気がつかないでいると、心にストレス、イライラ、不眠、不幸などが発生します（つまり「風」が増加する）。それでも気がつかないでいると、クビ、大病、交通事故といった信号を送信して、目が覚めるように強く促します。

そうした出来事が何を伝えたいか、その理解を手伝うのが私の仕事です。自分の運命を信頼して、出口を見つけることが重要です。神々は、すべての人を目覚めさせようとしています。暗い穴に落とすつもりはありません。私が「神」という言葉を使うときは宗教以外の意味ですので、宇宙の叡智、宇宙の愛など、好きな言葉に置き換えてください。いずれにしても、ショックな出来事というのは、あなたの何かを変化すべきという導きです。落ち込まないでください。

3 世界最古のリセット方法

古代アーユルヴェーダには、すべての細胞を新しくする5~6週間の「リセット療法」があります。それには完全な再生効果があり、他にはない若返りをもたらします。5～6週間の間は会話もセックスも禁止で、特定のハーブを摂取しなければなりません。大変だと思う人もいるでしょうが、最終的には赤ちゃんに戻ったように見えます。その人のすべてが新鮮で、幸せそうで、エネルギーに満ちている…。

　このようなコースで一体何が起こるのかというと、細胞は生まれたときの状態に戻り、もともとのプログラムに再生されるのです。

　例えば、誰かのプラクリティ（＝本質）が次のようなものだったとしましょう。

火…10
水…20
土…30
風…20
空…20

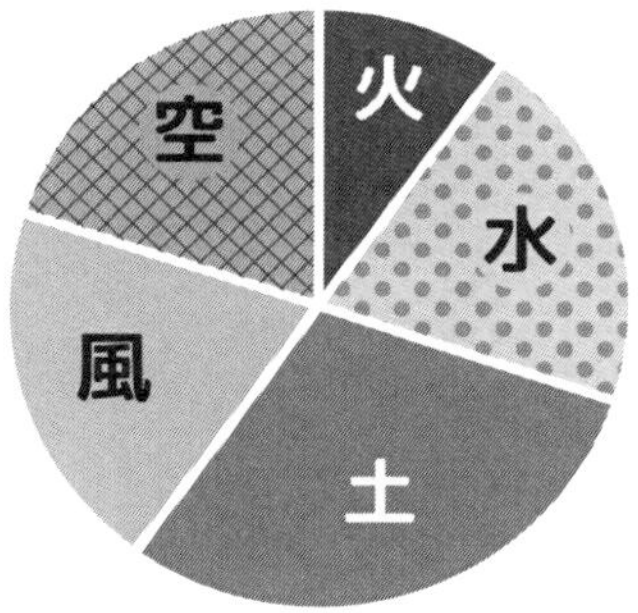

　「土」の多いこの人は、地に足が着いていて、穏やかで、保守的で、家族的なタイプ。ゆっくりですが着実です。めったに動揺したり、感情的になったりしません。

しかし、この人が45歳になった現在は…

火…25　水…15　土…10　風…30　空…20

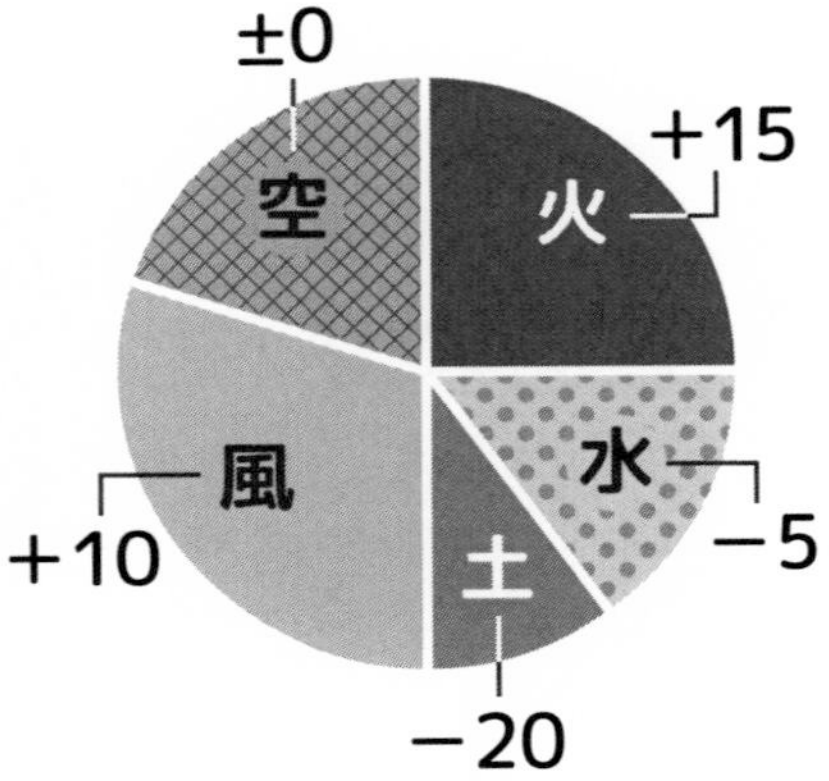

（注：合計は常に100です。したがって1つの要素が増加すると、他の要素は自動的に減少します）

これを見ると、出生時より今のほうが「火」の量が多いことから、被験者は高血圧や炎症などの健康上の問題を抱えている可能性があります（炎症は「火」に関連している）。精神的な健康上の問題は次のようなものかもしれません。すぐに腹が立つ、すぐに嫉妬する、いつも怒っているなど（どれも「火」の働き）。

おそらく、引き金となった原因は、裏切り、失恋、失望、不正といった悪い経験でしょう。もちろん、本当の原因を知ることが回復に役立ちますが、いずれにしても元の細胞プログラム（＝元素パターン）に戻らなければなりません。本来の状態でいることだけが、幸せと健康を保証できるのです。

しかし現在、インド全土では、この療法を知っている専門家が少なくなってしまったため、非常に高価になっています。航空券やホテル代などを含めると８千ドル以上を支払う必要があるでしょう。

したがって、あなたが選ぶのは、インドで８千ドルを払って６週間を過ごすか、カウンセラーと一緒に１週間の集中的なリセット療法を行うか、または、数カ月にわたって定期的に自己療法を行うか、のいずれかです。どの方法であれ成功すれば、あなたを人生の出発点、つまり元の細胞の状態に戻します。そのとき、自分の本当の「才能」と「使命」を瞬時に認識し、自分自身と周りのすべてを愛するようになるでしょう。

そして、あなたの免疫システムは最高の状態になります。

もしかすると、この結果は定期的な自己治療を３～４回行った後に起こるかもしれません。しかし、何かが起こると期待すればするほど、それが起こる可能性は低くなります。ですから「5 Let's reset!」で紹介する方法は、何の期待もせずに、まずやってみてください。完全にリラックスして、何も考えないで試してみてください。

4 リセット＝「無」

実際のリセット法に入る前に、ここでまず、今まで述べてきたことを簡単にまとめてみましょう。

◆世界最古の医学アーユルヴェーダによると、私たちの細胞は「記憶」と「独自のプログラム」を持っています。この細胞へのあらゆる違反はストレスを生み出し、「風」を増加させ、独自のバランスを崩します。しかし、ほとんどの人は、自分の内なる知性による警告に耳を傾けず、自分の本質（＝プラクリティ）に反して生きているため、何らかの不幸を抱えています。

◆左脳と右脳には個別の役割があり、使うことによって開発されます。左脳を重点的に鍛える人もいれば、主に右脳を鍛える人もいます。日本人は全体的に直感と第六感が優れているので（つまり右脳が優位）、無理に左脳を使うと自分の本質に反するため、細胞が怒ります（「風」が増える）。

◆さらに、現代の不自然な生活習慣が「風」を悪化させ、これもまた多くの精神障害、免疫力の低下、様々な問題や不幸を生み出します。それが再び私たちの細胞を混乱させ、「風」を増加させます。まさに悪循環……。農薬や化学物質の過剰使用も不自然です。ＥＵで禁止されている化学物質が日本では使用されており、それが発ガン率の高さの一因となっている可能性があります。

◆まだ悲惨な状況はあります。何百万人もの人々がスマートフォン中毒で、街を歩いているときや電車を待っているときでさえ、小さなモニターを見つめています。どこでも、一日に何時間でも……。

◆そこにインターネットとメディアの影響も加わり、私たちは数え切れないほどの情報、ニュース、メール、ＳＮＳ、動画などのソーシャルメディアにさらされています。仕事でも常に最新情報を入手しなければならず、１年３６５日、１日何時間も情報の津波にさらされています。

【質問】

では、どうすれば細胞の静かな反乱に気づけるでしょうか？　与えられた警告をどのように感じ取ることができますか？　私たちの内なる本質、内なる声とのつながりを持つにはどうすればいいでしょうか？　そもそも、そんなことは不可能だと思いますか？

35年前、日本はアメリカをも超える経済大国になろうとしました。昭和の時代ならそれが可能でした。経済は急成長し、誰もが狂ったように働き、「過労死」はよくあることでした。東京や大阪などでは、数百万人が超満員の通勤電車やバスに押し潰されそうなほど乗り込むという狂気の日常が見られました。仕事で残業を逃れられる人は誰もいません。

今でこそ土曜休みの会社がほとんどですが、昭和のころは土曜出勤が当たり前。休みが少なく、ストレスをお酒で発散するため、会社帰りに同僚と飲み屋に行くのが“習慣”という時代でした（そこで会社や仕事の愚痴を言い合って、さらに疲れます…）。一方、社長や会社の上司たちは赤坂や新宿などのバーに通い、ママやホステスさんに甘えて奇妙な遊びをしていたとも聞きました。

人が本能（直感）を抑圧し、細胞の警告を無視し、お金を稼ぐことだけに集中すると、ストレスに対処できなくなります。そうした生き方や働き方は不自然で、非人間的だったと言わざるを得ません。そして多くの人がガンにかかったり、様々な健康障害のために早世したと思います。

私たちには選択肢があります。自分の内なる感覚に従うこともできますし、銀行口座の残高を増やすために、内なる警告をすべて無視することもできます。ただしあの世に一銭も持って行くことはできません。そして、心がストレスで満杯になると、自分のことも家族のことも気遣う余裕がなくなり、当然ながら愛を経験する余地がありません。

自分自身とつながって、内なる声を聞くためには一旦「**リセットする＝無（ゼロ）**」になる必要があります。

ドイツではこれをクライアントと１週間かけて行い、私もその方法を取っていますす。日本人の場合は、１週間連続で休暇を取ることが難しいので、短い時間であっても状況をなるべく詳しく分析するために、私と直接会って話すことをお勧めしています。

5 Let's reset!

ここでは、自分でできる効果的なリセット方法を紹介しましょう。

その1つを、私は「リセット風呂」と呼んでいます。温かい湯の中に浸かっていることは、母親の子宮内で胎児として生きているときの体験に似ています。私たちは外部の影響から守られ、保護されていました。必要なものはすべて与えられました。また、肌に触れられることは、私たちの健康にとって不可欠です。肌全体に優しく触れられると、幸せホルモンが分泌されます。

そこで、お風呂にゆっくり浸かって、全身をお湯で包み込みます。ただし、日本人のように、うんと熱いお湯に浸かるのは逆効果になるので注意！　茹で上がった“赤エビ”のようになって浴槽から出るのはやめてください。

◆まず、快適な温度のお湯を用意してください（浸かっている途中で冷めてきたら、そのつど熱湯を加えます）。

◆お湯に海塩を加えます。塩は体を解毒し、温めます。１kgで２００円弱。

◆浴室内にソフトなリラクゼーション音楽を流したり、アロマランプ（またはアロマディフューザー）を使用するのもお勧めです。

◆電灯の代わりに、ろうそくの明かりを使うと、さらに深くリラックスできます。

◆電話とスマートフォンの電源を切ってください。リセット風呂の後、８時間はスイッチを入れないこと。

◆入浴後のビールはやめましょう。代わりに、冷たくない（！）ジュース、または黒糖入りのハーブティーがお勧めです。

◆浴衣を着て、布団に２時間以上横になってください。そのまま睡眠するのも良いことです。

この「リセット風呂」を行うときは、その前の少なくとも１時間と、終えた後の８時間は、人との余計な会話や接触、仕事を避けます。

6 週1の「スマホなしデイ」

「リセット風呂」に加えて行いたのが、週に一度、スマートフォンの電源を切って、海の近くや森の中を一人でゆっくり散歩することです。

もしくは、週に一度のオイルマッサージもお勧めです。本当なら、温かい油をたっぷり使って、２人のセラピストが同時に行う「シンクロナイズド・マッサージ」が完全なリセットに最適ですが、日本で見つけるのは難しいかもしれません。１人で行うマッサージでもいいので、試してみてください。

これらの方法は一日もかからないものですが、できれば月に1〜2回、３日間程度の短期休暇をとるのが理想です。家から遠く離れた場所に宿泊し、散歩やマッサージ、瞑想といったことを少なくとも丸1日かけて行います。それには混雑していない日を選びましょう。週末や祝日は騒がしく、自分の内なる世界と再びつながるのに適していません。

そうしたリセット療法を行っている間は、会話をしないことも重要です。完全な沈黙が良い結果を高めます。言うまでもなく、リセット療法前後の食事は軽くし、アルコールは控え、リセット直後の運転はしないでください。

私のカウンセリングでは、その人にしか適用しない個別のアドバイスをしています。また、その人の五行の状態に合わせて、最適な音楽とアロマテラピーを選択して行います。

自己療法を行う際も香りを使うといいでしょう。香りに関する一般的なヒントとしては、シナモン、ヒノキ、サンダルウッドなどが心を落ち着かせて、体を温めてくれます。ジャスミン＋ラベンダーのような強い香りは、あまりお勧めできません。気が落ち込んでいる場合、バラは憂うつを引き起こす可能性があるので注意。選んだ香りで１００％の快適さを感じられない場合は、自分の直感を信じて成分を変更してください。

ところで、お釈迦様は一体どうやって悟りを開いて、宇宙の果てまで見通すことができたでしょうか？　ある書物には「木の下で瞑想した」と書かれています。瞑想とは、一言で言えば、静かな何もない状態に入ることです。この「何もない所」を東洋哲学では「無」と表現します。「無」は決して暗い、嫌な場所ではありません。この「無」からすべてが生まれます――人生問題の解決法も。

ここで紹介したリセット療法に、瞑想や座禅を取り入れるのもいいことです。ただし、座禅は宗教的なイメージが強くて、その宗派に関わりたくないという人もいるでしょう。私自身、2年半、禅寺で修行の経験がありますが、規律ばかりで形を守ることが目的のような、心の部分が消えてしまった世界でした。ですから、座禅が合う・合わないは人によると思います。

しかし、宗教とは無関係の瞑想もありますから、一度は「瞑想」を体験してみてください。進歩すればするほど「無」の素晴らしい世界に入れます。そして、今まで気づかなった己の行動や見えなかった解決法が、心の表層に浮き上がってきます。何より、平和な世界に入り込み、心の安らぎが得られるに違いありません。

7 最適なリセット法「瞑想」

瞑想は意識を拡大するために最適な方法です。次の座禅（瞑想）を実践すれば、わずか数週間であなたの意識を高めて、自分の内側とつながる効果があります。これほど意識開発をする方法は他にありません。

①最適な場所・服装

壁やカーテンなどの前に、60～90㎝の距離をとって座ります。窓の前、あるいは遠くまで見わたせる場所では、気が散って集中力がそがれるので避けます。静かで、清潔で、整頓された場所を選んでください。ベッドや布団の上に寝るのはあまりお勧めできません。

虫や鳥の声、水の流れる音など、自然音はあまり邪魔になりませんが、人の声や車の音などは気になります。したがって、そのような騒音から離れた場所を選び、スマートフォンや電話をってておきましょう。

部屋が明るすぎるもよくないので、その場合はカーテンを引きます。ただし、真っ暗にするのも目を閉じるのと同じで、眠気が襲ってきます。夜であれば、小さな電球をつけるか、ろうそくを使ってください。

服装は気楽なものが最適ですが、夜に行う場合、パジャマを着ないほうがいいでしょう。パジャマを着ると自然に眠くなるので。

② 最適な時間

働いている人にとっては、朝か夕方、あるいはその両方がベスト。朝食の前と、夜寝る前に練習するのがいいといわれています。満腹状態では集中できないので、食後すぐの練習は避けましょう。

初心者の場合は短い時間から行います。1回あたり5～8分できれば十分。何時間も座る必要はありません。5～6分でもできるようになれば、自然に時間を長くしたくなるので、無理はしないように。

座禅をしている間は、そばに紙とペンを置いておきます。なぜなら、意識が拡大するので突然ひらめきが湧いてきて、「これを書き留めなければならない」と思うことがよくあるからです。もちろん、ひらめきを目的として座禅をする訳ではありません。しかし、重要なことを思いついたら、それを忘れる心配をすることが、集中力をそいでしまうので。

③ 正しい姿勢

できれば大きい座布団の上に、座布《ざふ》（丸いクッションのようなもの）、または半分に折った小さい座布団を置きます。その上に楽に座ります。

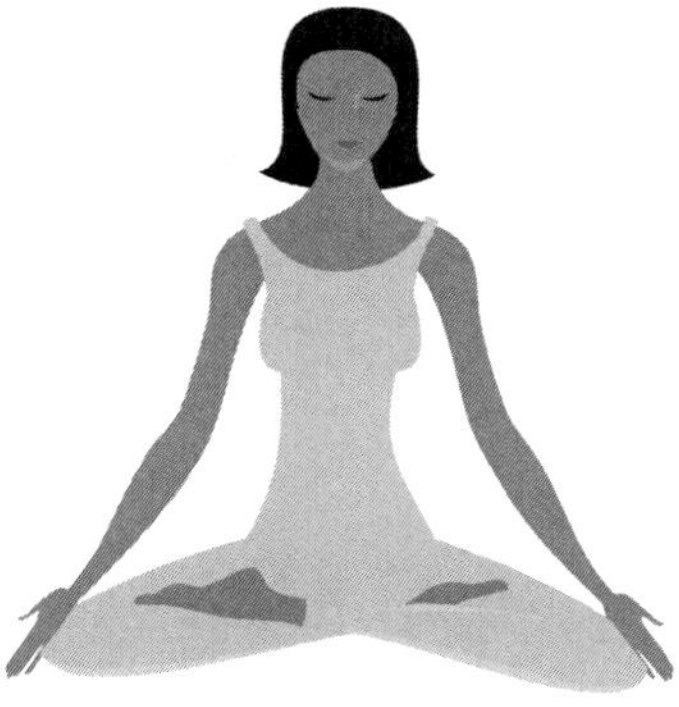

↑ これは結跏趺坐《けっかふざ》（英語でFull Lotus）という正しい座り方ですが、ヨガや体操をしない人には難しい。半跏趺坐《はんかふざ》（Half Lotus）もあり、これは両足ではなく、片足だけを反対側の太ももにのせる。

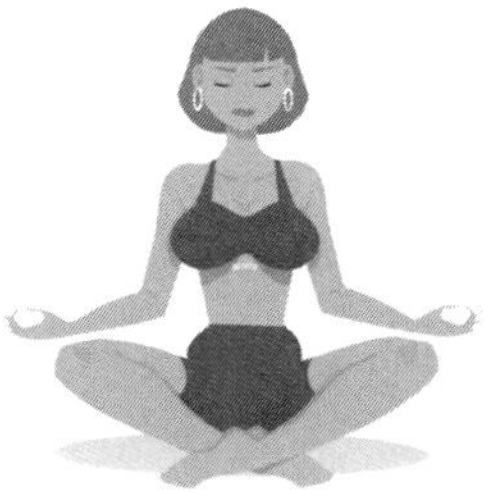

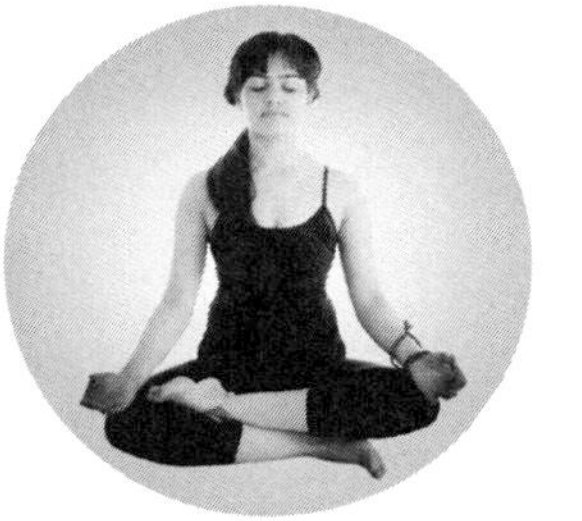

↑ 欧米人はこうしたポーズができることをよく自慢するが、ひざが地面から離れているので安定性がよくない。

結跏趺坐は正しい座り方ですが、これはお尻と両ひざしか座布団に触れません。つまり「土」との接触がわずかです。千年前の日本人はそれでよかったですが、現代人には「土」が少ないので、なるべく体の多くの面積が地面（＝座布団や床）に触れるようにします。

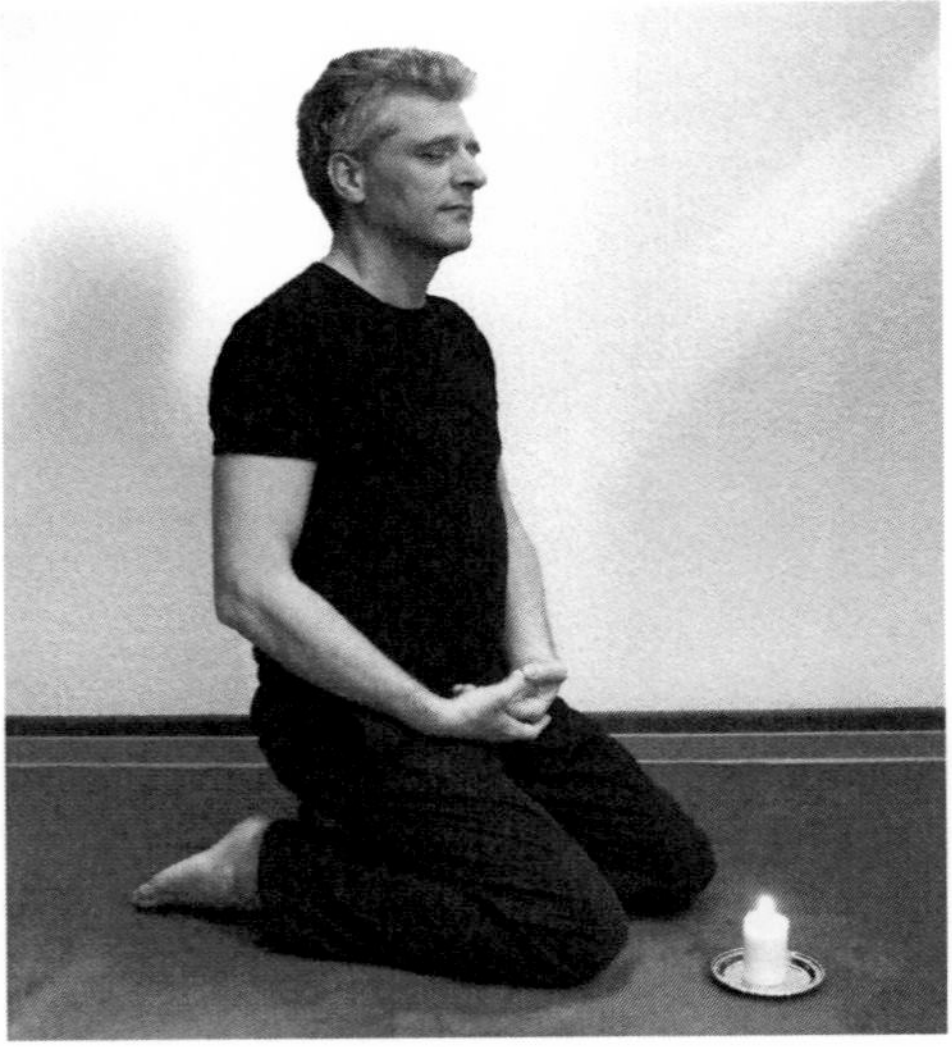

それには、正座がお勧めです（上の写真）。お尻を座布の上にのせると接地面が広がり、お尻を後ろに出すように座ると、背筋が伸びやすくなります。背筋が伸びることで、集中力が高まります。

椅子に座るのも悪くありません。お尻と腿から膝の裏が椅子（＝「土」）に、足の裏が床に接するので安定性が高くなり、楽に座れます。

次に、右手を手のひらを上にして脚の上に置き、左手も手のひらを上にして右手の上に置きます。右手が左手で固定されることで、「右が受け身！」というメッセージが潜在意識に行き、体を落ち着かせます。指は広げずに閉じて、親指をお互いに軽く触れさせせます。（あなたが左利きなら、左手を上にしましょう）

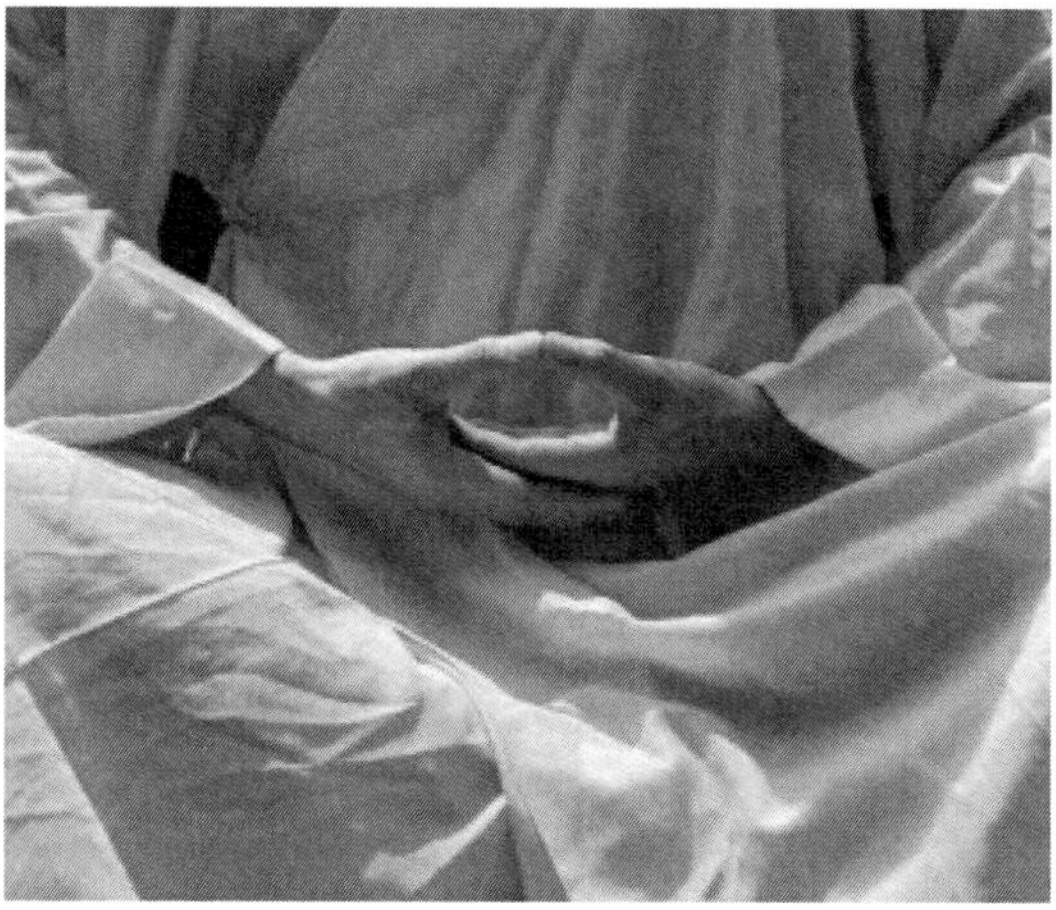

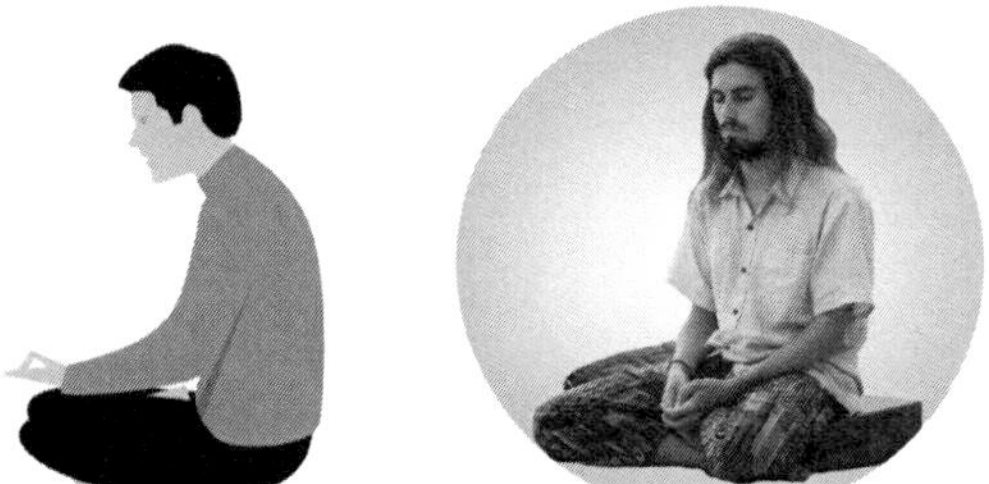

↑ この二人は背中が曲がっているので、集中が難しい。

目は、閉じると眠りに落ちそうになるので、完全に閉じません。どこにも焦点を合わさず（何も見つめずに）半分開いた状態で行います。

最初はアラームを使うのもお勧めです。8分と時間を限れば、その間は集中するよう努力できるものです。逆に制限がないと、ただの“空想家”になるかもしれません…。

では、姿勢が整ったところで始めましょう。

④ 実践

まず1回、深く息を吸い、しばらく止めてからゆっくりと吐き出します。これを2〜3回繰り返したあと、普通の鼻呼吸に戻ります。

次に、呼吸を数えます。息が自然に入ってきたら「1」と数え（「吸う」と意識しなくてOK）、息が自然に出ていったら「2」と数えます。以下同様に10まで数えたら、再び「1」に戻り、これを何度も繰り返します。

その間、いくら呼吸に集中しても、考えが浮かんできたり、周りの音に邪魔されたりして、頭の中が動くものです。それを無理に呼吸に集中しようと頑張るのではなく、リラックスな状態を保って受け入れること。

例えば「６」まで数えたときに、邪魔な考えが入ってきて「７」を忘れたら、「１」に戻ればいいのです。ただ、それだけのこと。考えが湧いた自分を責めたり、周囲の音が入ってきたことを怒ったり、自分には集中力がないと諦めたりする必要はありません。

数えることに集中していても、目は常に目の前にあるものに気づいていますし、耳は周囲の音を拾っています。脳は眠っていないので、様々な考えが頭の中を駆け巡ります。その考えを無理に無視しようとしたり、取り除こうとしたりしないでください。

空を見上げて、青空に注目していても、ときどき白雲が流れてきて邪魔をすることがあるでしょう。そのとき、雲は勝手に流れていきますから、ただ青空を見続けるということです。雲を取り除くことはできないし、その状況に怒っても仕方ありません。

瞑想とは、夢を見るとか、想像の中の楽しい世界に入ることとは違います。あくまでも一生懸命に、そしてリラックスして集中することです。その集中とは、数学を解くように考えを巡らす集中とは違い、あくまでも受け身でいながら、ゆっくり呼吸を見るという集中です。
そして、邪念が入らないようにするためにも、最初から最後まで背筋が伸びた正しい姿勢を保つことを忘れないでください。

終わったら、すぐに立ち上がらず、ゆっくりと元に戻ります。

私たちは毎日2万2千回も呼吸をしますが、意識することはありません。心臓や血液循環といった体内の動きも常に行われていますが、やはり意識しません。しかし、呼吸に注目して意識を集中すれば、体内の「動き」が無意識から意識に変わります。その意識を拡大していけば、周りのことや自分の内側深くにもどんどん意識が広がっていきます。
仏陀は弟子たちに、この瞑想を教えました。何人かがそれで悟りを開いたので、この実践は簡単ではありますが、過小評価しないでください。得られるものは、実際に行ってみればわかるでしょう。

⑤瞑想とは「ゼロ」になること

あの有名な映画『スターウォーズ』を観ましたか？　観た人は、ルーク・スカイウォーカーを無敵にするために訓練した素晴らしいジェダイ戦士たちを覚えているでしょう。「フォースと自分をつなげ！」と彼らは教えました。実は、その背景にある考えは、すべて日本の武士道から得たものです。頭で考える剣士はすぐに切られます。稲妻のように素早く反応するには、すべての思考を排除し、直感（第六感）に頼らなければなりません。

決闘で一度も負けたことがなかった宮本武蔵は、禅の師匠に厳しく教えられました。ジェダイの戦士と日本の剣士は、どちらも「ゼロになる」ために、つまり心を空っぽにするために一生懸命訓練し、それによって頭ではなく、自分の内側から反応できるようになったのです。

スターウォーズを思い出すと、確かに、ジェダイはいつも瞑想していました。禅は、「己」が存在しない状態に到達する方法です。「己」が消えれば、私たちは宇宙と一体になり、宇宙の知性によって理解・行動できるようになります。この「ゼロ」という状態は、東洋哲学で「無」といいます。

仏陀は「無」という、意識の最高レベルに達しました。後にこの状態を「悟り」と呼ぶようになります。私たちを通して宇宙の知性を働かせれば、人間は間違いを犯すことはないでしょう。もちろんここでは、悟りを開いたり、無敵の剣士になろうということではありません。本来の自分を取り戻すために、宇宙とつながるということです。この座禅の練習が、その気づきを得る最速の方法であり、真の自分とつながる唯一の方法だと思います。

想像してみてください。どんな食べ物が自分にとって最適なのか、体内の細胞が正確に知っています。買い物をするときでも、レストランでも、その体からの信号（欲求）に耳を傾けることで、常に自分にとって最適な食べ物を選べます。

2つの仕事のオファーがあって、選択しなければならないときもそうです。瞑想してから、自分の内なる声を聞いて決めてください。どちらも同じように魅力的で迷っていたとしても、その選択で決して後悔することはありません。

座禅は、より高い意識を得る方法であるだけでなく、自分の内なる声や内なる感情と再びつながることに役立ちます。そのために僧侶や宗教宗派のメンバーになることはありません。ひとりで十分にできます。ただ毎日練習するのに適した場所を見つけるだけです。

日本では近年「マインドフルネス」が流行っていますが、その根源が「禅」にあります。日本の叡智を、わざわざアメリカからの逆輸入で行うことはないでしょう。日本にもともとある「座禅」によって瞑想することで、自分の内側とつながってリセットしてください。

8 「土」に救われる

「風」を理解するのと同じことが、５大元素（あるいは五行）のひとつである「土」にも必要になります。この場合の「土」は「風」と同じく医学用語であり、「土」の持つ力まで表していることを想像してください。自然界での「土」といえば、山、岩、石、大陸などですが、それらは同時に、形、構造、重さ、不動、安定、保護的なものという要素も持っています。実際に、木の家より石の家のほうが安定的で保護的であり、地球全体が「土」によって造られています。

しかし、この話を東京のセミナーでしたときに、ある参加者が「地球は『土』で成り立っているから動かないんですよね？」と疑問を提起しました。「でも動いているじゃないの？」と。この質問には一理ありますが、よく考えてみれば、地球自体は動いていません。運動力（＝風）が、地球を地軸の周りで回転させ、太陽の周りを飛行させているのです。

ちなみに、日本語の「地球」の意味は字の通り「土の球」ですが、英語では地球を「MOTHER EARTH」、ドイツ語では「MUTTER ERDE」と呼ぶのが一般的です。MOTHERもMUTTERも「母」という意味です。なぜ「母」が使われるかというと、地球の75％が海で覆われており、私たちも母の胎内の水から生まれたからではないでしょうか。海のことをフランス語では「La mere（ラ・メール）」、母も「メール」と言うように、母と海には共通項があるのです。この考え方は古代日本にもありました。「母」に「さんずい」をつけると「海」になることからわかります。

では本題に戻りましょう。人体に適用される医学用語の「土」は、体の構造、形、安定性、強さ、保護を与えるものすべてを意味します。つまり、骨、歯、皮膚、髪、筋肉は「土」です。精神的なレベルでの「土」は、心理学的・精神的な強さ、落ち着き、堅実さ、調和性、保守性、頑健性などです。こうした「土」から発する力は、「風」の力の反対です。

地面に横たわっている巨大な岩を想像してみてください。台風が近づいて来ても1㎜も移動しません。これを人間の精神（心）にあてはめると、何を意味しているか理解できるでしょう。もし人間が十分な「土」を持っていれば、強い「風」が吹いても、心の安定を簡単に動かされることはありません。ストレス、変化、危険が多くても、精神的に障害を受けません。言い換えれば、「風」の影響を軽減できる唯一の力は「土」であり、「土」がより多いほうが「風」を調整できるのです。しかし残念ながら、現在の日本人はこの「土」が減ってしまっているのが実情です。

社会の中の「土」は、よい家族関係、両親との絆、幸せな結婚生活、安定した収入、人生の明確な目標などによって提供されます。現在、それらは最も欠けているものです。

しかし、60年前の日本の人々も、将来について心配していました。収入は常に安定していなく、時には好きでなくても、お金のためだけに仕事をしなければなりませんでした。

なぜ、そんな彼らが“風障害”（今のような心の不調）に陥らなかったのでしょうか？　なぜ、彼らの精神は元気を保っていたのでしょうか？

戦争中もそうです。目の前で親が殺されるという酷いことを目撃した日本人が大勢いたのに、立ち直って今でも元気に生きている人は少なくありません。そして、何カ月間、草と木の葉を食べていても、栄養不足で死ななかったほど、日本人は頑丈でした。なぜでしょうか？

理由は簡単です。昔の人々は自然とともに生き、精神的な安定さがあり、インターネットとテレビがなかったからです。そして、家族の結びつきが強かった。誰もが家族3世代で一緒に暮らし、お互いに助け合うという精神的な土台がありました（土台＝「土」）。食べ物には20種類の化学物質が含まれていませんでした。なぜなら、自然の土壌で育った材料で、母親の手作りによって用意されていたからです。離婚率はほぼゼロで、一人暮らしはほとんどありませんでした。

そのうえ、言葉は美しく、英語から言葉を借りて勝手にカタカナ英語に変換したりしませんでした（今はこれが多すぎて耳が痛くなります）。誰もが理解した美しい日本語は、一体どこに消えてしまったのでしょうか。

現代の日本人はとても忙しくなっており、両親を世話する時間がありません。しかし時間がないことを言い訳にせず、これは「変更」する必要があるでしょう。なぜなら、親は私たちのルーツだからです。

ただし、唯一の例外があって、いくら努力しても会うたびに腹が立ったり、元気が失われたりする関係では、自分を守るために離れなければなりません。その場合は縁を切るのではなく、少なくとも中立的な関係を維持しようと努めてください。

9　土台を失われた日本人

今まで述べてきたように、昔の日本人は世界一長生きで、頑丈な民族でした。その理由は、当時の生活を見ればわかります。昔の日本人は先祖代々、同じ土地に住み続け、同じ職業をずっと受け継いできました。木でできた家に住み、畳の上を裸足で歩き、夜は畳の上に布団を敷いて、まるで“接地”するかのように寝ていたのです。食事をするときは、陶器の茶碗を手のひらに持ち（土に触れ）、木の箸を使い、長い時間ゆっくり入浴することを好みました（水＋温かさ）。また、茶道に代表されるように、スローモーションのような動きでお茶を淹れ、味わうことを楽しんでもいました。

このように、昔の日本には生活の中にたくさんの「土」があり、同じ土地に家族みんなでゆっくり暮らすことで、精神的「土台」がしっかりしていたのです。そうしたすべてが「土」を増やすことであり、それが「風」の影響を減らすために非常に有効な方法でした。昔の日本の暮らしには、「風対策」が自然に組み込まれていたのです。それが、生まれつき「風」の多い日本人がそれを誘発することなく、健康で、元気に、長生きできた理由です。

振り返って、現代の日本の生活を見てみるとどうでしょうか？　明治の西洋化に続く戦後のアメリカ化によって、それまで「風」を押さえていた重石《おもし》が消えてしまいました。生活の中の「土」が「風」にとっての重石だったのです。

欧米化の波によって文化や学問とともに、その価値観を取り入れた日本人は、ますます自分たちの本質から遠ざかってしまいました。西洋と競争しながら、独自の価値観と生活の智恵を少しずつ失っていきました。副作用のない伝統医学は、西洋医学に置き換えられ、学校給食では毎日牛乳とパンが出るようになり、子どもたちは細胞の記憶に反する食文化を強制されたのです。さらに、大学入試のために異常なほどの勉強が必要になり、自分の自然に反する勉強法を取り入れざるを得ないようになりました（そもそも英語や数学は、日本語や日本人の持つ曖昧さと反するところがあります）。

このような数え切れないほどの変化が急激に起こり、それに合わせようと生活や生き方や考え方を無理に変えたため、ついに細胞が革命を起こしたのです。不自然な生活の中には「風」を誘発する要因がたくさんあり、それが日本人の内なる「風」を急増させました。結果、うつを初めとする心の病や引きこもりが増えて社会問題となり、子どもたちにアレルギーやＡＤＤ／ＡＤＨＤ、思春期早発症といった明らかに「風」が高すぎることを示す症状が多く見られるようになりました。

しかし、恐れることはありません。ここまで読んでくださった皆さんは、よく理解できていると思いますが、これらすべては高すぎる「風」が原因ですから、解決方法は簡単です。「風」を下げればいいのです。すでに学んできたように、「風」の抑止力には「土」という元素があります。いきなり昔の生活に戻ることはできませんが、細胞の記憶が喜ぶような日本人らしいことを、今の生活に取り入れていくのがひとつの方法です。

	＋ 土を増やす	− 土を減らす
1	箸で食べる	フォークとナイフで食べる
2	陶器の茶碗を使う	磁器のカップや グラスから飲む
3	布団に寝る	ベッドに寝る
4	住まいに畳の部屋がある	全部の部屋を洋風にする
5	草履や下駄を履く または裸足	靴で一日中歩く
6	浴衣を着る・袴を履く	人工的な素材の 窮屈な洋服を着る
7	国産の主食を食べる	海外の主食をよく食べる
8	故郷に近い天然水を飲む	外国の ミネラルウォーターを飲む
9	日本の薬草（茶）を使う	外国の薬草 あるいはアロマを使う
10	心にいい日本風音楽を聴く	リズムの不定期的な曲を聴く

⑴　箸で食べる

箸で食べ物を挟んで食べることが、右脳を働かせて想像力に良いとアメリカの研究者が明らかにしました。いくつかの健康雑誌が箸で食べることを読者に勧めています。それを別にしても、舌が金属に触れると口内で僅かな静電気が起こるので、敏感な人にはとくにフォークやナイフは勧められません。

⑵　陶器の茶碗を使う

茶碗を「持って」食べる習慣は日本人に合ったものであり、少し表面がザラザラした陶器の茶碗を長く手に持つことによって、神経が脳に「土だよ！」と伝えます。また、陶器の湯飲みを手に持って、ゆっくりお茶を飲むのもいい習慣です。このとき、両手で持つのが一番。手作りの器には愛情がこもっているので、それに触れることによっても「土」が増えます。

⑶　布団に寝る

⑷　住まいに畳の部屋がある

ベッドより布団のほうが床に接着するので、「土」に近くて落ち着きやすいものです。さらに、フローリングの上に布団を敷いて寝るより、畳の上のほうが自然に近いのでお勧めです。畳の部屋があると、日中の生活でも素足で畳の上を歩くことが「土」を増やします。

⑸ 草履や下駄を履く、または裸足

足の裏には神経が集まっており、ツボが一番多い部分でもあるので、そこへの刺激が「土」を増やすには最適。裸足で天然素材（草履や下駄）に触れると「自然からの暗示」が潜在意識に届きます。裸足で砂浜や草の上を歩くのはもっといい。

⑹ 浴衣を着る・袴《はかま》を履く

肌に一番近いのは毎日着る服。とくに下着のように肌に直接触れるものは、麻、木綿、絹などで、塗料で加工されていない自然の色の素材が一番です。なぜなら、塗料にアレルギーを起こす化学物質が入っているから。ぴったりしたジーンズやTシャツはセクシーかもしれませんが、肌が呼吸できないと不健康なうえ、細胞にとってストレスです。ゆったりと浴衣などを着るのがお勧めです。

(7) 国産の主食を食べる

(8) 故郷に近い天然水を飲む

(9) 日本の薬草（茶）を使う

土や米にはその場所のエネルギーが入っているため、生まれた土地で採れたものを食べるのが、その人の細胞に一番よく合います。とくに主食は毎日、多く食べるものなので。水やお茶も同様です。外国産のハーブティーもたまにはいいですが、日本にも麦茶、ドクダミ茶、ハト麦茶など、伝統的な薬草茶がいろいろあります。

(10) 心にいい日本風音楽を聴く

もちろん好みの音楽を聴くのがいいですが、時には細胞の記憶に従って、日本風の音楽を聴くと心が落ち着くはずです。いろいろ試してください。ただし、これだけは言えます。不定期的なリズムや音量変化の激しい曲は“台風”になります。

こうしたことを一気に取り入れるのは難しいですが、できることから古いやり方に戻って、ずっと無視してきた細胞の記憶を取り戻しましょう。日本人らしさを再認識することから、エネルギーが生まれます。

10　最後の一考

昭和時代に戻りたい年配の日本人がたくさんいます。私もあの時代を味わった一人です。初めて日本に来たのは42年前ですから。あの頃は何でもできて、何でも可能でした。国民に力が溢れていて、怖いものなし。もちろん、西洋文化がすでに入っていて、ビートルズにアメリカンポップ、西洋のファッション、そして洋画が大人気。それらすべての影響が、なぜ今のような精神的な不調を生まなかったのでしょうか？

答えは簡単。あの世代はまだ自分のルーツ（根っこ）に従って、伝統的な暮らしをする習慣が残っていたから。つまり、細胞がまだおかしくなっていなかったのです。根が深い（＝土に囲まれている）なら簡単に倒れません。木と同じです。今の日本人にはその大切な「土」が少ないから、西洋化やＩＴ化の波にのまれて、精神的な問題が次々に広まっています（ですから今すぐ「風」を減らして「土」を増やしてください！）。

これは日本だけの問題ではありません。アメリカ合衆国が50年前までどうしてあんなに強くて、全世界に尊敬されたと思いますか？　あの頃のアメリカ人、とくにJ・F・ケネディのような政治家は、まだヨーロッパの「ルーツ（根）」を持っていました。つまり、ヨーロッパ人の二世代、三世代として、元々の「根」や文化、考え方があったのです。

私たちは自分の源とアイデンティティから離れれば離れるほど、心が弱くなります。そして、風に舞う落ち葉のように、心の拠り所がない弱い状態のとき、他人（あるいはよその国）が及ぼす人生への影響に抵抗できなくなるということです。まずは、自分の心の状態を自覚してください。

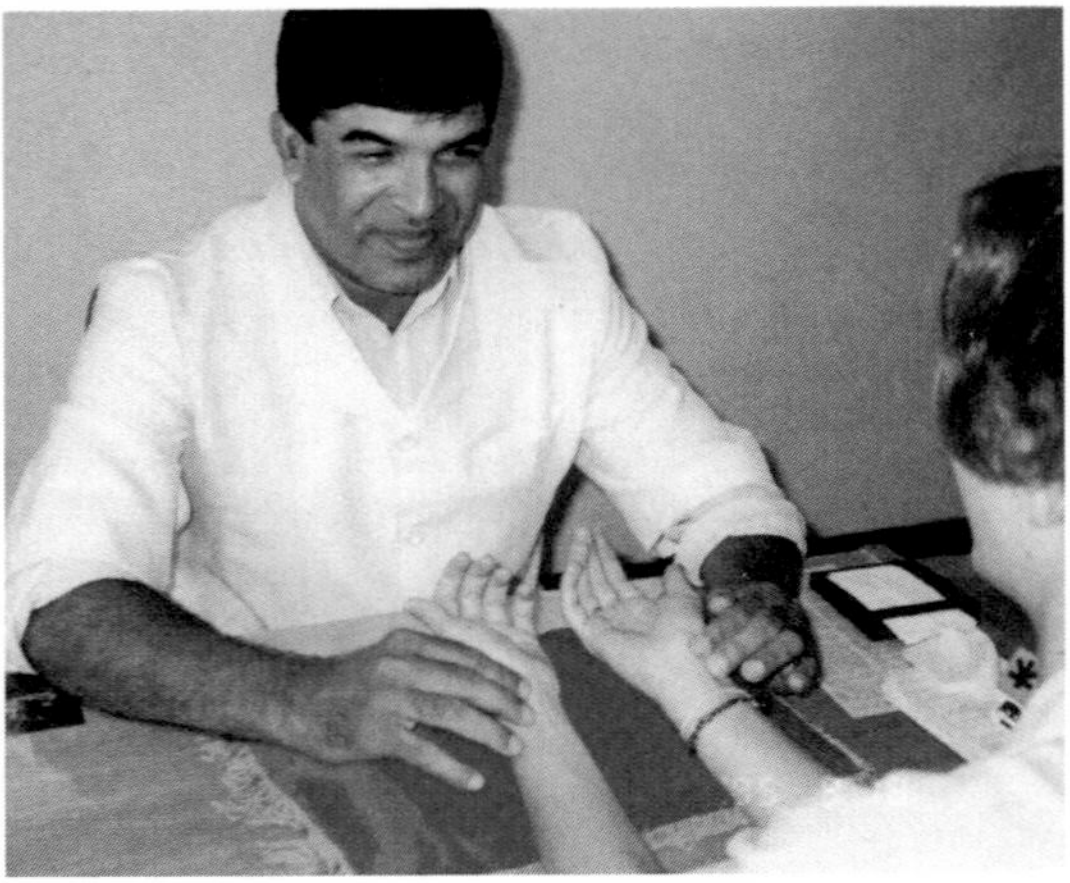

↑ 脈診断を行うスリランカの医師

第5章

海外の意見

1 日本とドイツ

日本人とドイツ人、どちらも品質の良さを重視する勤勉な人々です。真面目で、知的で、お互いを信頼しています。両国とも戦争に負けたのに、余りにも早く立ち直ったので、世界の人々は驚嘆する他ありませんでした。約150年前、ドイツには日本と同じように皇帝がいました。

両国は互いに学び合い、日本はドイツから工学技術、医学、法学を取り入れました。ドイツ車は今でも日本で人気があります。一方、ドイツは日本文化を多く取り入れており、空手と柔道は人気のスポーツですし、指圧やレイキを学んだセラピストはおそらく2千人以上いるでしょう。どこのスーパーにも、寿司やしょうゆが置かれています。

しかし、大きな違いもあります。日本は戦後、アメリカから化学的な薬品や農薬、特許事業など多くのものを取り入れ、エビデンスに基づく考え方を採用してきました。一方、ドイツも敗戦国ですが、自らの価値観を失わないよう、目に見えない抵抗を続けました。とくに医療と健康維持の分野においてです。

その結果、日本では、アメリカのスタイルに習って、全国の患者に膨大な量の製薬が処方されています。もちろん、このアプローチがヨーロッパに全くないとは言えませんが、ドイツの医師や患者のほうが選択の自由があります。

例えば、多くの患者は医師に、化学物質なしの医薬品を求めます。医者はそのことを問題にしないばかりか、自ら患者にこれを提案するケースもあります。ドイツの一般開業医の約３分の1は、ホメオパシー、鍼、アーユルヴェーダ、様々なマッサージ、ハーブといった代替医療の免許を持っています。

薬局の少なくとも3割には、天然の医薬品が品揃えされています。ハーブティー、マッサージオイル、ホメオパシー、軟膏、栄養補助食品など。１００％天然成分で作られた風邪薬や抗生物質もあります。

メンタルヘルスに関しては、さらに大きな違いがあります。ドイツでは、医師が睡眠薬や精神安定剤、抗うつ薬といった化学薬剤に頼るのは、最終手段としてのみです。病気の原因を探すことが先決ですから、医師、心理士、精神科医はこれに多くの時間を費やします。そのためのカウンセリング料は、すべて健康保険が負担します。また、十分な基礎訓練を受けた心理カウンセラーが2万人以上もおり、そのアプローチは全人的な医学に基づいています。英語で「ホリスティック・メディスン（全人的医療）」という医療は、症状ではなく、その「人」に焦点を当てることを意味します。ただし、回復するには患者さんの協力が不可欠ですから、自己責任をもって取り組むことが必要です。

また、ドイツでは医師が患者に、瞑想法やリラクゼーションの方法を教えることは珍しくありません。医師が温泉地などでのリゾート療法を勧めるケースもあり、その費用は健康保険が負担します。こうしたことを天国のようだと思うかもしれませんが、このシステムの目的はただひとつ。

それは、患者を迅速に仕事に復帰させ、生産性を高めることです。ほとんどの雇用主は、憂うつで眠れず、体力のない従業員は、会社にとってのメリットが少ないことをよく理解しています。そうした人たちは効率よく働くことができず、創造力もありません

ドイツ人は、連続4週間（年間で合計6週間）の有給休暇が取れると日本人に話すと、みんな口を揃えて「信じられない！」と驚きます。しかし、この長い休みを取るには条件があります。それは、その人が多くの自由時間を確保できるよう効率よく働き、かつ会社の利益に貢献している場合のみです。

つまり、従業員はただ働くのではなく、賢く働くことが重要です。それはストレスがない、いい精神状態のときにのみできることです。ですから、ドイツの雇用主は残業、残業で従業員を疲弊させることを好みませんし、疲弊した人は国の医療システムが迅速な回復を促すのです。

もうひとつ、私の印象に残る違いがあります。それは、ドイツでは誰もアメリカに合わせようとしないことです。もちろん、アメリカの影響力はあります。音楽、映画、文化、その他の多くのものを通じて、ドイツ人の心をアメリカ化しようとしてきました。しかし、ドイツのみならず、ヨーロッパの国々は反対しました。そのおかげで、影響を完全に防ぐことはできませんでしたが、日本のような強い影響を免れたことは確かです。

ここで、ドイツをはじめとするヨーロッパの国から寄せられた専門家のコメントを紹介しましょう。

2 専門家の一言

ドイツでは「風」についての知識がかなり広まっていて、一般的な心理療法士によって実用的に使われています。次は、ドイツの心理カウンセラー協会会長の意見です（東洋医学に詳しい人たちは、「ヴァータ」という専門用語を使います。これは前述のように、サンスクリット語で「風」と「動き」を表します）。

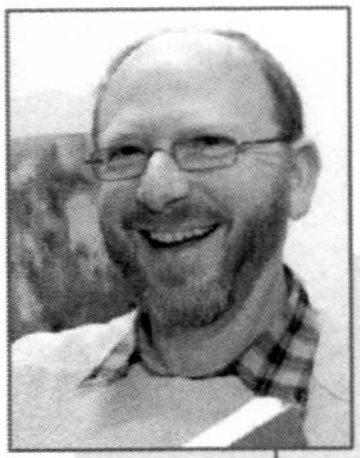

Dr. Werner Weishaupt

ドイツ心理療法士・心理カウンセラー連盟協会会長（会員は1万人以上）

5大元素の「風」と「空」という概念は、“新風”を現代の心理学に吹き込んでくれました。竜巻が通った後の破壊の爪痕は、抑制が効かなくなった「風」の力の恐ろしさを教えてくれます。「ヴァータ症候群」の名はまだ知られていませんが、心理カウンセラー及び心理療法士である私は、「ヴァータ症候群」を毎日、目の当たりにしています。多くの精神疾患や心因性疾患は「風」が増大した結果、引き起こされているのです。この新たな観点から見ることによって、耳鳴り、ＡＤＨＤ、過敏性腸症候群、心不整脈、本態性高血圧症、うつ病などが、ただ1つの原因から引き起こされていることがわかります。

次は、ドイツの代替医療センター院長のコメントです。長年にわたって多くの患者を診てきた結果、当人の「風」への理解が深まることで、どのように回復していくかを語っています。

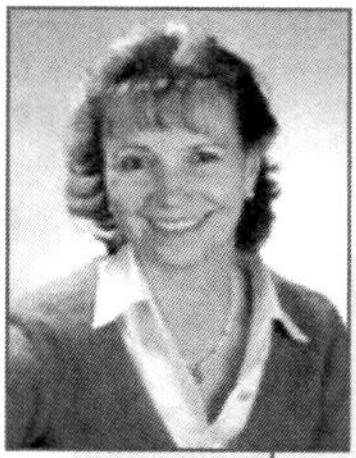

Dr. Karin Pirc

ドイツの大きな代替医療センター院長。人気作家でもある

「風」とその他の生体エネルギーに関する深遠な知識のおかげで、28年間にわたって私は、患者の「風」に関連した病気を完治させることができました。

「風」増大の影響を受けた患者たちは、様々な症状を呈します。それらの症状には次のようなものがあります。不眠症、物忘れ、集中力の欠如、疲労とうつ、不整脈、不安神経症とパニック障害、思考の〝嵐〟、極度の心配性、そして人生そのものに対処できないのではないかという恐怖心などです。これらの患者の大半は、いくつもある症状に個別に対処しなければならないと思い込み、怯えているのです。それも無理のないことだと思います。

ところが彼らに、その多種多様な症状の根源にあるのは、ただひとつのエネルギーであること、通常は増大した「風」であること、そして実は病気ではなく、単に体内のバランスが崩れているだけなのだと説明すると、みな一様に「何だ、そうだったのか!」と言い、安堵の表情を浮かべます。

次のステップは、それまでの人生で繰り返してきた間違いを、患者と一緒に分析し、彼らの生体エネルギーが本来の軌道から逸脱した原因を探ることです。これは、私の診断力を立証するために行うのではなく、彼らが現在の症状の真の原因を探り、理解するために行うものです。

第3のステップは、どのようにして生体エネルギーを元の軌道に戻し、バランスを取り戻せばいいか、その方法を一緒に考えることです。暗闇から抜け出し、発病の仕組みを自ら理解し、そして治療に積極的に参加することができた患者の大きな喜びを、私は何度も目にしてきました。医師の言うなりになることから生じる無力感は消失します。私にとっても、可能な限りの方法で導いた患者が悲惨な状態から抜け出し、人生に調和を取り戻していく様子を見ることほど大きな喜びはありません。自然の法則に従うことによって、私たちは何百年間もバランスを保ってきたのです。

次は、ラトビア厚生省の顧問を務める医師のコメントです。心身症はすべて誘発された「風」によって発生するため、「風」を減らすと同時に治ります。それは不眠症であるか、不安障害であるか、ＡＤＨＤ、うつ病であるか、例外なしにこれらはすべて「風」の世界のことです。こうした研究はヨーロッパで優れており、このセオリーが信用されています。

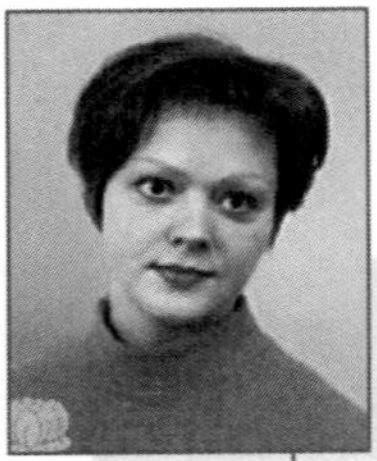

Dr. Ilona Abele

ラトビア厚生省の顧問であり、医師

これまで10年以上にわたって何百人もの“ヴァータ病”の患者の治療を行い、成功してきた私がここで申し上げたいのは、「ヴァータ症候群」の存在は疑うべくもない真実であるということです。私の経験からわかることは、「風」の増大が、ほぼすべての心因性疾患と精神疾患の背景にあるということです。他の病気と違い、「風」を可視化することはできませんが、ある種の症状が増大した「風」の存在を指し示すのです。

私は、脈診、戦略的な質問、分析的な観察によって、「風」の存在を突き止めることができます。他の多くのセラピストやカウンセラーたちも、患者たちが抱える「ヴァータ症候群」の存在に気づきさえすれば、心因性の病気を完全に癒すことが絶対にできる、と私は信じています。

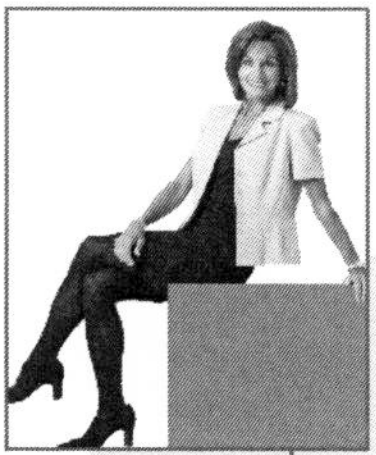

Dr. G. Alieva

ドイツ最大の心身症センター医長

医師として『Das Vata Syndrom』を読み、これは単なる理論ではなく、真実なのだと言わざるを得ません。私たちの社会は、根本原因からの解決策を長年待ち望んでいました。残念なことに、近年、心の病で医師のもとを訪れ、診察を受ける人々が増えて来ています。燃え尽き症候群、あらゆる精神病、うつ病など、心や精神の健康に関わる問題が増加しつつあります。

しかし、効果的で専門的な治療を受けることができるのは、ほんの一握りの人々に限られています。その患者数の多さから、優秀な精神分析医の診察を受けるまでには、半年近くも待たなければなりません。「風」のバランスを整えることは、時間もお金もかけずに、家で行うこともできる効果的で簡単な治療法です。

3 自分にとっての適所

日本のすべての人が、自己実現できずに苦しんでいる訳ではありません。誰もが自分に合わない仕事に就いたことに、深い不満を抱いている訳でもありません。社会の中では、苦しまずに事務作業をしたり、朝から夜遅くまで平気でトラックを運転している人がいます。そうした人たちは本当にすごい！　こうした“仕事兵士”のおかげで、日本では日曜の夜に小包が配達されたりするのです。ヨーロッパでは考えられません。その多様性が日本の生活を便利で快適なものにしています。

それは、地下鉄の職員を見てもわかります。閉ざされた空間の中で、私だったらたった2分で頭がおかしくなるほどの騒音レベルにさらされながら、彼らは朝から晩まで何万人もの乗客を見守っています。家電量販店では、人工的なまぶしさと騒々しいアナウンスや音楽の中で、ずっと立ったまま、お客さんの質問に丁寧に答えています。私は頭を下げて「ありがとう」と言うしかありません。

警官、医師、看護師、運転士、配達員、飲食業、サービス提供者、それらすべての人たちのおかげで、私たちの生活が安全で便利なものになっています。彼らにいくら払っても十分な対価を与えることは絶対にできません。感謝も足りません。そして幸運なことに、ストレスやプレッシャーを余り気にしない会社員もいますし、喜んで他人のお世話をする人が世の中にはいるのです。

その一方、やはり自分に合わない仕事で、不幸と病気になるほど苦しんでいる人たちもいます。ドイツでこんなケースがありました。

ステファニーという女性が、バーデンバーデン市にある私の治療センターを訪れました。不幸そうな顔をして、肥満に困っていると。若い頃の写真を見たら、スリムで素敵な笑顔です。「そのときは田舎暮らしで、大好きな動物の世話をして、とても幸せでした。学業のために都会に引っ越したら友達がいなくて、自然や動物がとても恋しかった…」。なるほど、不幸な状態に耐えるために、チョコレートと甘いものを食べすぎたという訳でした。

そこで、彼女の本質と人生を分析すると、都会生活が全く合わないと判明しました。これ以上無理に頑張ったら、病気が発生するでしょう。お茶を飲みながら、さらに話を聞くと、今の会社でコンピュータの使い方を学んだそうです。

私は思わず「ＰＣとインターネットの使い方を身につけたなら、あなたは、どこでも仕事ができますよね」と言いました。「これからは田舎の家から仕事をしたらどうですか？」

あるスキルを身につけるために、神様が彼女を都会に行かせたのではないか、という洞察です。自営業ができるようにいろいろなコネクションを作って、田舎に帰る準備をしてください、と心から勧めました。

ステファニーは悟りを開いたような顔になりました。そして、すぐさま半年以内に実現する目標を立てたら、その直後、チョコレート依存が消えました。

こうしたケースは、日本でも珍しくありません。自分に合わない仕事を無理に何年間も続けた結果、途中でくたびれて暗い穴に落ちてしまい、自分の力で這い上がれなくなるのです。困っている本人自身は、その状況を俯瞰することができないので、問題を解決するには、どうしてもカウンセラーの助けが必要です。専門的なカウンセリングを受ければ、個性に合わせた食養生や生活のアドバイスを受けられますから、一人で悩むことはありません。そして、充電することが回復への第一歩。

重要な点は、自分らしく生きられなくて苦しんでいる人たちには、全人的に診ることができるカウンセラーが必要だということです。こうしたカウンセリングのニーズは今後、どんどん高まっていくことでしょう。

４　目覚めよ、日本人！

日本の人と話していると、本当によく「忙しい」という言葉を耳にします。「今、忙しくて…」「忙しいのが続いていて…」。確かに人生の中ではキャリアップのときだったり、仕事と子育ての両立だったり、がむしゃらに頑張らなくてはならないときもあるでしょう。

しかし「疲れた」「気が滅入る」といった心の不調を、決して軽く考えないでください。少しぐらいのストレスやたまに不眠になる程度なら別ですが、精神的な不健康というのは、免疫系を弱めて重病に至らしめるほどの原因になるからです。ＷＨＯの公式発表に、「すべてが満たされた状態であることが健康の基本である」とあったことを思い出してください。

自分の自然に合わない人生や生活が、「風」を増加させていきます。自分の個性に合った生き方や、自分にぴったり合う職業というものが必ずあります。それを見つけていくべきです。それを見極めるためには、５大元素の知識を活かすのと同時に、個人カウンセリングが役に立つでしょう。一例を挙げると、もし、あなたの本質に「火」が多いなら、活動的で体を動かすことが多い職業が向いています（「火タイプ」はチャレンジを好みます）。「水」が多いタイプであれば、長時間座って人に寄り添い、話を聞くような仕事が向いています。「風」がもともと多い人なら、作家、芸能関係、音楽、編集、文化関係などのクリエイティブな仕事で幸せになれるでしょう。

自分の感覚や第六感に任せることができれば、自分の生き方を間違えることなどありません。しかし、ほとんどの人が自分の感覚というものを失ってしまっています。周りに影響されすぎて（ある意味、洗脳されて）、本当はどうしたいのかがわからなくなっています。すると、当然のように「風」が増加していくので、ますます幸せで満足できる生き方から遠ざかってしまうのです。

病気になる前に、「風」という力を自分でコントロールすることが必要です。自分を取り囲む環境をよく見回して、そこにある「風」の発生源を消していきましょう。もし職場環境がよくないなら、この本を社長にプレゼントしてはいかがでしょうか？　元気に働ける社員こそが、企業の一番大切な財産ですから。

そして、何よりも昔の日本にあった生活の智恵と知識、価値観が、再発見されて広まることが必要です。それこそが、この心身症時代において、人々を最も助ける方法となるに違いありません。

明治時代から始まった西洋化への急激な転換のすべてが駄目だったとは言えませんが、だからといって、昔からあった智恵や価値観を同時に捨ててしまうことは大きな間違いです。それらを改めて見直すことが第一歩となります。確かに、国には経済力が必要です。しかし、そのために国民が犠牲を強いられたり、当たり前のようにあった健全さを失うというのは、余りにも代償が大きすぎます。

私は日本人にもう一度、心が強くて健全な国民になって欲しいのです。日本人は自分たちの価値観と、日本という国がもつ叡智の有利点をもっと知るべきです。日本人の「感覚」や「東洋の叡智」という宝は、カウンセリングをはじめとする様々な職業に向いています。それこそが今、心を病む世界中の人々が最も必要とするものです。その叡智を海外に紹介する前にまず、日本人自身がそれを理解することが重要です。

これを読んでくださったあなた自身が、日本人としての自信をたっぷりもって、その素晴らしい宝を世界に広げていくことを願っています。

あとがき

これからの社会で増えていく健康と経済の問題を、決して軽く見てはいけないと思っています。幸福はお金で買えると思う人や、利益のために何でもするという会社が、さらに増えていくでしょう。正直な商業方法では競争に勝てないので、狡さや汚いやり方がもっと広まっていくかもしれません。

そうした競争の中で、すでに情報戦争が行われています。誰よりマーケットコントロールをし、皆より権力と影響力を得たいがために、社会への責任を捨てて、嘘を使う企業が増加してきました。政治の世界も同様で、各国でそうした洗脳作戦が行われています。国民に実情を知らせないだけでなく、完全に騙すという作戦が普通になりました。日本では、福島原発事故やコロナのときに、それがよくわかりました。

さらにＡＩ開発のおかげで、ニセ情報（fake news）が簡単に作れる時代が始まっています。この間テレビで観たのは、エルビス・プレスリーやトランプ大統領にそっくりの映像で、それを誰も偽物だとは思わないほどよくできていました。このソフトウェアを悪質に使えば何ができるかを考えると……。汚い政治家と良心のない大手企業が、どこまで国民を誤魔化したり騙したりするかを想像すると眠れなくなります。

今から100年前に開発された嘘発見器が、各国の警察や秘密調査機関で使われています。人は嘘をつくと、ほんの少し脈や血圧が変わることを、特殊なセンサーで測るものです。しかし動物は、そんな機械を使わなくてもわかります。人間の波動を感じられる犬は吠えたり逃げたりし、いい波動の場合は寄って来ます。

先にも書きましたが、世の中で一番素晴らしい「直感」を持っていた民族は、日本人です。居合道や合気道の天才、または昔の武士道の達人を思い出せば、言いたいことがわかるでしょう。彼らは優れた「感」のおかげで、相手の波動や意図を読み取ります。同じ感覚で、嘘もわかります。

したがって、我々を洗脳したい側から見れば、感覚のない社会が一番ありがたいのです。日本人が元々あった素晴らしい第六感を曇らせれば、やりたい放題になってしまいます。スマートフォンの影響や左脳を無理に発達させる危険が見えてきましたか？　簡単にまとめましょう。

●もとの細胞プログラムから離れれば離れるほど↓直感が消える
●直感が消えれば消えるほど↓相手の波動を感じなくなる（メディアの嘘もわからなくなる）

波動という、たった唯一の自己防衛の武器が使えなくなると、誰でも被害者になります。意図が見えなくなり、嘘を感じなくなるからです。

ＡＩと洗脳の時代に騙されないために最も重要なのは、信頼できる感覚と正しい判断です。両方なくなったら、我々は今よりさらに奴隷化させられるでしょう。日本人が周りの意図を意識するには、「心の再プログラミング」が必要だと思います。つまり、感覚を発達させる作戦が必要です。

アメリカばかりに目を向けるのではなく、ぜひヨーロッパの実用的な考え方からも学んでください。それを日本の叡智と組み合わせるのが、今の時代にとっての「**最適な統合**」ではないでしょうか？　そのために、何かの役に立てるのであれば、私は幸せです。なぜなら、それが私の使命ですから。

マンフレッド・クラメス

感謝の一言

私の洞察のほとんどは学校や大学より、世界で最も優れた教師、つまり人生そのものから与えられました。もちろん、私にアドバイスを求めてくる多くの方々からも。彼らは皆、自分の人生の物語や問題を私に打ち明けてくれました。それにとても感謝しています。

とくに、一緒に様々な活動をしてきたDr.降矢に感謝します。そして、日本のクライアントの皆さんにも。ドイツ人とは異なり、日本人は自分の悩みやメンタルヘルスの問題について話すことに慣れていません。それにも関わらず、個人的な事柄を明かし、私を信頼してくださったことに感謝します。これにより、私は多くを学ぶことができました。

著者プロフィール

Prof. h. c. Manfred Krames
(マンフレッド・クラメス)

- 1963年、ドイツ最古の都市 Trier(トリーア)で生まれる
- 19歳まで学校教育(経済学短期大学)
- 日本の禅寺で2年以上、仏教を学ぶ
- 東京で3年間、中国伝統医学の勉強
- 日本アーユルヴェーダ研究会のメンバーに(主宰:幡井勉教授)
- Dr. U. K. クリシュナ(インド国立グジャラートアーユルヴェーダ大学)と研究
- 日本に住んで11年後 スリランカに移り、Dr. Upali Pilapitiya(政府のアーユルヴェーダ研究センター長)や他の専門家と2年研究
- 12人のスタッフとキャンディ(スリランカ)に自然治療センターを開設
- スリランカのオープン国際大学で教授として名誉学位を取得
- 1997年、ドイツのバーデンバーデン市でクリニックを開設
- 1999年、ドイツでアーユルヴェーダ・アカデミーを開校、300人以上の医療専門家に講義
- 2000−2005年、8か国の大学で公共の講演会、セミナー etc. を行う
- 2006−2012年、スリランカのタイ大使の提案によりタイでアーユルヴェーダを紹介。大学やロータリークラブなどで講義
- 2013年〜、いくつかの医療機関や総合的な治療院の顧問ほか、治療家などに向けての講演やセミナー、個人的なカウンセリング、作家活動などを行っている

◆出版物

- アーユルヴェーダに関する５冊の書籍をドイツのURANIA社などで出版
- 英語版の４冊をイギリスとアメリカで出版
- 仏教について３冊をバンコクで出版
- アジアの西洋化についての重要な書籍を３冊出版
- 日本では『病因は霊だった！』（ユニバーサルインテリジェンス）、『交響曲「第九」の秘密』（ワニブックス）ほか、計５冊を出版
- ドイツの医学雑誌や科学雑誌に多くの記事を執筆

◆メンバーシップ

- ドイツ心理カウンセラーの連盟協会（VFP）
- 国際医療ジャーナリスト協会
- アーユルヴェーダ保全社会、スリランカ

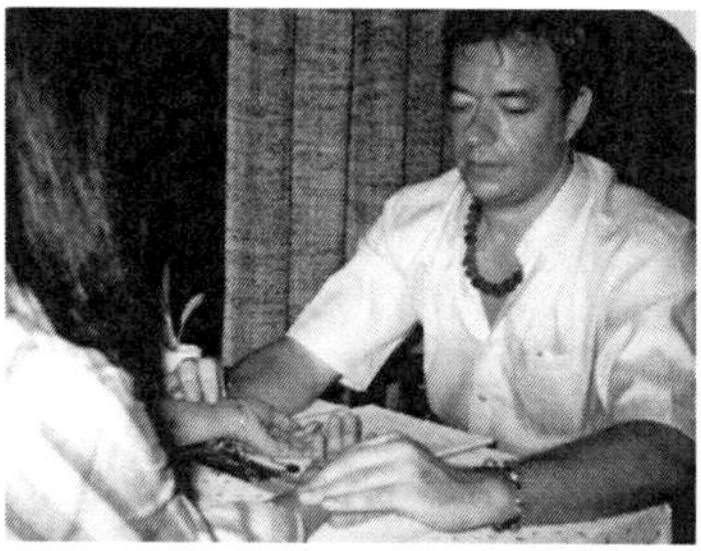

◎著者のカウンセリングをご希望の方は、こちらへどうぞ。
Zentai310@gmail.com
もちろん日本語で対応します（Skypeでも OK）

◎著者のホームページ
https://mpk-japan.jimdofree.com/

五行

目覚めよ、日本人！
ドイツ人研究者が明らか
健全の秘密は　日本の叡智にあり

2024年 7月29日 第1刷発行

著　　者　マンフレッド・クラメス
発 行 所　合同会社 ユニバーサルインテリジェンス
〒251-0032　神奈川県藤沢市片瀬5-4-17-201
mail address ／UI-Japan@proton.me

印刷・製本　壮光舎印刷株式会社

ISBN978-4-9913615-2-4

病因は霊だった!

貴方の不調も霊祓《れいはら》いで消える!

世界の名医が証拠を

うつ、不眠症、不安症といった心の不調は今後、ますます増えていきます。病気を抱えた社員が休職すると、その問題は企業にも及びます。欧米の一流の医師たちが、そうした不調の原因は「霊」に憑依されることだと発見しました。その証拠は簡単。霊祓い、つまり邪霊を切れば健全が戻るからです。これを研究した医師はみな優秀な専門家で、決して迷信やオカルト好きの“変人”ではありません。
本書は難しい専門書ではなく、30以上の短い物語（著者の経験）から構成された実話本。もちろん対策（霊祓いの方法）も提供します!

推薦文

この本は、ドイツのホリスティック医学者であるクラメス先生から発せられた、日本人への「魂からのメッセージ」です。精神病と霊障との関係についてドイツとタイでの研究とともに、日本人が昔から持っていたスピリチュアリティを失っていることへの警鐘が鳴らされています。クラメス先生はご自身がされてきたことの集大成として、命を懸けて、本書を世に送り出します。ぜひ、その内容に、真摯に耳を傾けてみてください。きっと私たち日本人が見失ってしまった大切な本質がわかるはずです。そして、今こそ、その本質に気づき、取り戻す歩みを始めましょう!

赤坂溜池クリニック院長　　降矢 英成

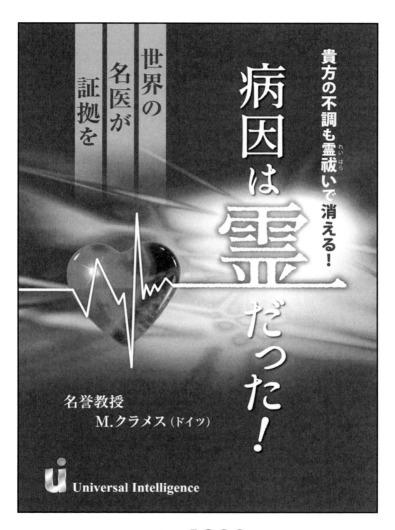